AF296713

DISSERTATION

Sur les Effets de la Digitale pourprée
dans l'Hydropisie,

PAR P. G. VASSAL,

DOCTEUR EN MÉDECINE,

Ancien Chirurgien des armées ; Membre de la
Société médicale d'Émulation, et Secrétaire-
général de celle médico-pratique.

Longarum observationum præsidio instructa
mens sagax potissimam curandorum hominum
rationem assequitur.

BAGLIVI.

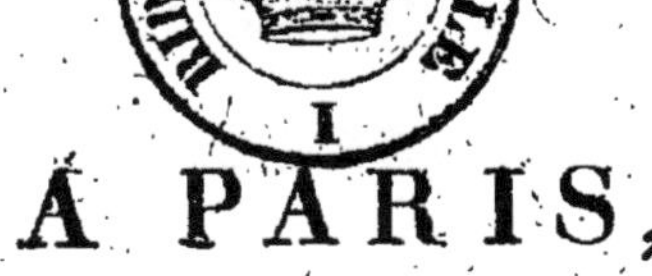

À PARIS,

DE L'IMPRIMERIE DE DIDOT JEUNE,

Imprimeur de l'Ecole de Médecine, rue des Maçons-
Sorbonne, n.° 13.

1809.

A

Monsieur Alex. BOYER,

Premier Chirurgien de S. M. I. et R. ;
Membre de la Légion d'Honneur ; Professeur à l'Ecole de Médecine de Paris,
Chirurgien en chef adjoint de la Cha-
rité, etc., etc.

Comme un hommage rendu à
ses profondes connaissances ;

ET

A Monsieur BARRAS,

Ci - devant Prieur et Curé à Manosque.

Comme un faible témoignage
de ma reconnaissance, pour les
soins qu'il prit de mon éducation
première.

P. G. VASSAL.

INTRODUCTION.

LA matière médicale, quoiqu'une des plus anciennes branches de l'art de guérir, est une des moins avancées. Cette fille aînée de la médecine semble être tombée dans une véritable décrépitude; car on est frappé d'étonnement des faibles progrès qu'elle a faits, quand on calcule le long espace de temps qui s'est écoulé depuis *Hippocrate* jusqu'à nous. A peine avons-nous des données générales sur les vertus médicinales des diverses substances que nous administrons, et encore sommes-nous redevables de ces faibles connaissances à la perspicacité de quelques zélés praticiens. Doit-on attribuer cet état de stagnation à l'insouciance des médecins, ou bien aux obstacles presque insurmontables qu'offrira toujours le perfectionnement de cette science ? Nul doute que cette dernière cause n'ait puissamment contribué à en ralentir la marche. En effet, quels immenses travaux ne nécessiterait pas un traité de matière médicale ? Tracer l'histoire naturelle de toutes les substances médicamenteuses ; les soumettre à une sévère analyse chimique, en déterminer les doses selon l'âge, le tempérament de chaque malade, et surtout selon le climat qu'il habite ; enfin noter exactement tous les phénomènes que ces mêmes substances peuvent offrir dans les diverses affections morbides dont nos organes sont frappés ; telles sont les connaissances profondes et les recherches pénibles qu'exigerait un ouvrage de cette importance. Eh ! quel homme oserait tenter une pareille entreprise! C'est ici le cas de s'écrier avec le vieillard de Cos. *Vita brevis, ars longa.* Mais s'il est difficile d'atteindre un pareil but, il ne nous paraît point impossible. Que chaque homme de l'art expérimente sur telle ou telle substance; qu'il publie le résultat fidèle de ses observations, et on parviendra un jour à former un traité d'autant plus utile, qu'il sera pour le jeune médecin un guide assuré dans le traitement des maladies. En attendant que nous possédions un ouvrage aussi précieux, nous allons essayer de remplir notre tâche en publiant nos expériences sur la digitale pourprée, qui, depuis plusieurs années, a excité nos recherches particulières; et pour que notre zèle ne soit point taxé d'enthousiasme, nous n'avons point voulu nous en rapporter à nos propres essais. Quelques laborieux praticiens se sont empressés de seconder notre projet, en associant leurs travaux aux nôtres. Les faits nombreux que nous relaterons dans le cours de cette Dissertation prouveront que nous publions un véritable opuscule de médecine clinique, condition indispensable pour toute monographie de matière médicale.

DISSERTATION

Sur les Effets de la Digitale pourprée dans l'Hydropisie.

Histoire de la Digitale pourprée.

Quoique cette plante fût connue depuis long-temps, elle ne fut mise en usage que vers le milieu du seizième siècle. *Fusch*, qui l'a ainsi dénommée et qui paraît être le premier qui l'ait administrée, vante ses succès dans les maladies de poitrine. *Murrai* est, de tous les auteurs de matière médicale, celui qui en a parlé avec le plus de détail, dans son *Apparatus medicaminum*. Ce fut en 1775 que le docteur *Withering* d'Edimbourg commença à la prescrire ; et en 1780, MM. *Charles* et *Erasme Darwin*, publièrent plusieurs observations d'hydropisies traitées et guéries par l'usage intérieur de la digitale pourprée. Mais les recherches et les expériences de ces savans étaient pour ainsi dire perdues pour la science ; ce fut le docteur *Beddoes* qui exhuma cette plante de l'oubli où les gens de l'art l'avaient ensévelie. Après que ce médecin anglais eut fait connaître les nombreuses guérisons qu'il avait obtenues dans les affections de poitrine par l'emploi de cette substance, beaucoup de ses confrères suivirent son exemple, et reconnurent à cette plante plusieurs vertus spécifiques. Les uns la préconisèrent comme infaillible dans toutes les phthisies, les autres dans le scrophule, ceux-ci dans les hydropisies, ceux-là comme narcotique, et le plus grand nombre comme hydragogue ; tous publièrent des succès, et la digitale pourprée devint bientôt presqu'une panacée universelle. Il était difficile de débrouiller la verité au milieu de tant d'opinions opposées ; aussi les médecins étrangers dédaignèrent de s'en occuper, bien convaincus que le temps et l'expérience découvriraient un jour ses véritables propriétés médicinales.

Desbois de Rochefort ne fait aucune mention de la digitale ; *Cullen* ne sait quelle place lui assigner ; *Pyrilhe*, MM. *Alibert* et *Schwilgué* n'en disent que très-peu de chose, quoique avant ces deux derniers médecins, M. *Bidaut de Villiers* eût publié une dissertation sur cette plante : il est vrai que ce médecin français a manqué le but qu'il s'était proposé ; car il annonce qu'il va chercher à déterminer les propriétés médicinales de la digitale pourprée, et son ouvrage n'indique nulle part qu'il l'ait administrée. Quant à nous, qui avons eu souvent l'occasion de l'employer concurremment avec plusieurs de nos confrères, nous ne prétendons pas lui assigner autant de propriétés que les médecins anglais ; nous nous sommes bornés à en étudier les effets dans les hydropisies ; et on jugera de la régularité de notre travail par les soins, pour ainsi dire minutieux, que nous avons mis à noter tous les phénomènes qui se sont développés pendant son usage ; et pour que nos expériences portent l'empreinte de la plus exacte vérité, nous nous ferons un devoir de mentionner nos écueils, ainsi que nos succès.

Description de la Digitale pourprée.

Tournefort a rangé cette plante au nombre des personnées. *Linné* l'a placée dans sa quatorzième classe, ou, ce qui est la même chose, dans la didynamie – angiospermie. Voici comme ce dernier botaniste la caractérise.

Didynamia-Angiospermia. Digitalis.

Digitalis. Cal. 5-partitus. Cor. Campanulata,
5-fida, ventricosa. Cap. ovata, 2-locularis.

1.º *Digitalis purpurea calycinis foliolis ovatis,
acutis. Corollis obtusis, labio superiore integro.
Fl. dan. t. 74. Corollæ venter intùs adspersus
maculis ocellaribus. Folia rugosa.*

On pourra la reconnaître aisément aux caractères suivans ; un calice à cinq divisions, une
corolle monopétale, campanulée, ventrue, quin-
quefide ou à cinq dents, une capsule ovée et à
deux loges.

Ses folioles calicinales sont ovales, aiguës ; ses
corolles obtuses ont la lèvre supérieure entière,
les parois inférieures du ventre parsemées de
taches rouges œilletées ; ses fleurs sont purpuri-
nes ; ses feuilles rugueuses. Sa tige a deux à trois
pieds de hauteur, et même quatre. Elle est droite,
velue, simple, garnie de fleurs, disposée en un
long épiterminal, et auxquelles succèdent des
capsules ovoïdes, pointues, à raies et renfermant
une infinité de petites semences. Ses feuilles sont
alternes, ovales, lancéolées, pointues, dentées,
cotonneuses endessous, rugueuses en-dessus, assez grandes et d'un vert sombre. Elle est bisan-
nuelle. On la trouve sur les montagnes, dans les

bois élevés. Elle croît surtout en abondance dans les terreins sablonneux. Elle est répandue avec profusion aux environs de Paris. En France, elle fleurit aux mois de juin et juillet, tandis qu'en Angleterre ce n'est qu'aux mois d'août et de septembre. Cette plante a reçu différentes dénominations. On l'appelle vulgairement *gantée*, *gant Notre - Dame*, *doigtier*. TRAGUS lui a donné le nom de *campanula sylvestris*. Les Anglais, *purple fox-glove*. Les Allemands, *finger-kraut*. Les Belges, *vinger hoet*, et les Italiens, *aralda*.

Récolte de la Digitale pourprée et de ses préparations.

Nous pensons avec le plus grand nombre des auteurs qu'on doit choisir de préférence les digitales qui croissent dans des lieux élevés et bien exposés aux rayons solaires. On doit cueillir cette plante dans le moment de sa floraison. Il est essentiel d'en dessécher les feuilles avec soin, afin de leur conserver toutes leurs propriétés médicinales. Le médecin doit, autant qu'il se peut, n'employer que celle de l'année; car, lorsque cette plante vieillit, elle perd beaucoup de ses qualités. On reconnaîtra facilement la poudre de feuilles de digitale pourprée récente, à sa couleur de vert sombre; cette couleur approche beaucoup du vert bronze; tandis que, si cette poudre est grise, on peut assurer d'avance, ou que la plante a été mal soignée dans sa dessiccation, ou qu'elle est altérée par sa vétusté; et dans ce dernier cas, ses propriétés médicales sont infiniment moin-dres. L'expérience a prouvé que les feuilles de cette plante méritent la préférence sur les fleurs et la tige, vu qu'elles jouissent d'une énergie très-active; aussi les praticiens ne prescrivent-ils que cette partie de la plante.

L'on varie beaucoup sur son administration; les uns l'emploient en teinture; les autres en sub-stance, c'est-à-dire en poudre, quelques-uns en décoction, et un très-petit nombre en frictions. Quant à nous, nous donnons la préférence à la poudre, pour les raisons que nous déduirons.

Teinture.

℞. Feuilles de digitale pourprée récente. ℥ iv.
Alcool à 22 degrés (1). . . . . ℥ v.
Mettez digérer à une douce chaleur pen-dant huit jours, ensuite coulez.

---

(1) Nous préférons l'alcool à 22 degrés, parce qu'on obtient plus de parties extractives qu'à 36 degrés.

Décoction.

℞. Feuilles de digitale pourprée fraîche. ℥ ij.

Faites bouillir dans une pinte d'eau distillée jusqu'à la réduction de sept onces et demie ; passez et ajoutez-y une demi-once de cardamomum.

La dose de la poudre est depuis un demi-grain jusqu'à 5, 6, 7, 8, et même 9 grains à-la-fois.

Celle de la teinture depuis 10 gouttes jusqu'à 40, 50, 60, et même 100, en ayant soin d'augmenter graduellement ; celle de la décoction d'une demi-once, réitérée, deux et trois fois par jour (1).

Pour l'employer en frictions, on divise depuis 10 grains jusqu'à 20 grains de digitale en poudre dans de la salive, et on frictionne, soit l'intérieur des cuisses, soit celui des bras. On réitére cette opération deux ou trois fois par jour. On peut aussi se servir de la teinture pour faire les frictions.

---

(1) Nous ne garantissons point les doses de la teinture ni de la décoction, vu que nous ne les avons jamais employées.

Phénomènes que produit la Digitale sur l'économie animale.

Le phénomène le plus constant qu'on observe chez les hydropiques, excepté dans l'hydropisie enkystée , est l'augmentation dans l'excrétion des urines ; il est rare qu'au bout de trente-six ou quarante-huit heures de l'usage de cette plante, la quantité d'urines ne soit plus abondante. Il arrive souvent que, du 3.ᵉ au 5.ᵉ jour, les malades rendent plusieurs pintes d'urine dans l'espace de vingt-quatre heures , quoiqu'ils ne prennent qu'une pinte de boisson dans la journée. Ce symptôme varie si peu, que, lorsque la digitale ne produit pas cet effet dans les 6 ou 8 premiers jours de son emploi, on peut assurer d'avance, ou que le médicament n'est point indiqué, ou qu'il y a affection organique, au lieu d'hydropisie.

Les accumulations aqueuses diminuent en proportion de l'excrétion des urines. On juge de cet effet dans l'hydropisie ascite par l'affaissement du ventre, et dans l'hydrothorax, par la respiration qui devient plus libre qu'avant l'usage de cette plante.

L'influence la plus générale que la digitale exerce, est sur le système circulatoire ; n'importe chez quel individu on l'administre, et de quelle affection il soit atteint, elle diminue toujours plus ou moins les pulsations artérielles, et chez certains sujets le ralentissement du pouls est si remarquable, qu'on ne compte que cinquante pulsations par minute. Notre pratique nous a offert quelques-uns de ces exemples. Dans ce cas, on doit suspendre de suite l'usage de cette plante, et la remplacer par les toniques.

Le cerveau n'est point à l'abri de son empire ; on observe chez certains malades une somnolence invincible, des illusions d'optique, rarement le délire ; on remarque surtout des nausées, et quelquefois des vomissemens. Tous ces derniers symptômes ont tant d'analogie avec ceux que produit l'opium, que plusieurs auteurs ont considéré cette plante comme narcotique, et l'ont employée comme telle. ... On remédie à ces accidens par la cessation du médicament et par l'usage intérieur des acides végétaux combinés à une forte infusion de thé, ou bien administrés seuls et concentrés.

La digitale agit aussi quelquefois sur le canal intestinal ; elle provoque les évacuations alvines comme les purgatifs ; c'est d'après cette propriété que quelques médecins anglais l'ont considérée comme hydragogue.

Ces mêmes médecins prétendent que, chez certains malades, elle détermine le ptyalisme : nous n'avons jamais observé ce phénomène dans le cours de notre pratique. Enfin, M. le docteur *Chrestien* de Montpellier prétend que l'usage intérieur de la digitale pourprée produit de l'éréthisme. Ce phénomène est entièrement neuf pour nous.

De son administration.

L'influence plus ou moins pernicieuse que la digitale peut exercer sur les divers systèmes de l'économie animale ne doit pas être toujours attribuée à la trop haute dose de ce médicament, comme le prétendent plusieurs écrivains anglais ; elle est souvent déterminée par l'idiosyncrasie du sujet ; car nous avons eu occasion d'observer plusieurs accidens chez des personnes qui n'en avaient pris que deux grains à-la-fois : ne voit-on pas journellement l'extrait gommeux d'opium produire les mêmes accidens chez certains individus, quoiqu'il ait été donné à très-petite dose ? Dans l'un et l'autre cas, les effets fâcheux de ces médicamens ne peuvent être que le résultat de la trop grande susceptibilité de l'estomac ou du système nerveux de l'individu. Quoi qu'il en soit, l'administration de cette plante

exige une surveillance sévère; il est essentiel que
le médecin visite son malade plusieurs fois dans
la même journée, pour s'assurer si quelques-uns
des phénomènes que nous avons relatés ne se
manifestent pas; et pour y obvier de suite, on
ne saurait aussi avoir trop de prudence dans
l'emploi de cette plante. Il vaut toujours mieux
ne commencer que par un demi-grain à-la-fois,
parce qu'on peut sans inconvénient en augmenter la dose, quand on le juge nécessaire. On sent
facilement, d'après ce que nous venons de dire,
que la digitale ne doit point être confiée à des
mains inhabiles. Il faut avoir acquis une certaine habitude, pour que son administration
soit exempte d'inconvéniens. Enfin, s'il est vrai,
comme l'assurent tous les auteurs anglais, et
comme plusieurs de nos observations le confir-
ment, que la digitale pourprée puisse occasionner des accidens plus ou moins graves, selon la
dose administrée ou l'idiosyncrasie du sujet, il
est très-essentiel que le praticien connaisse la
quantité précise qu'il en ordonne. Or, comment
peut-on s'assurer de cette quantité quand on
prescrit la décoction ou la teinture de cette
plante? On sera forcé de convenir que, dans l'un
ou l'autre cas, on ne peut avoir que des approxi-
mations; et dans l'emploi d'un médicament aussi

actif, le médecin doit mettre dans ses prescrip-
tions une précision mathématique, parce qu'un
grain de plus peut produire des accidens plus
ou moins inquiétans; propres à nuire à un malade et à tourner au détriment de la réputation
de l'homme de l'art. C'est pour éviter de pareils
inconvéniens que nous avons toujours préféré
l'administrer en poudre; car, outre que de cette
manière l'on est toujours sûr de la quantité que
l'on donne au malade, c'est que l'expérience nous
a convaincus que ce médicament jouissait alors
d'une plus grande énergie; aussi depuis plusieurs
années que nous l'employons, nous n'avons jamais
prescrit ni la teinture ni la décoction; et nous
pensons, avec beaucoup d'auteurs, que cette dernière préparation paraît plutôt propre à déter-
ger certains ulcères, qu'à être administrée intérieurement. Nous ne passerons point sous silence
que plusieurs praticiens, très-recommandables
d'ailleurs, incorporent la poudre de feuilles de
digitale dans une potion diurétique de 4 ou 5
onces, à prendre en trois ou quatre fois dans
l'espace de vingt-quatre heures. Nous observerons que cette manière de l'administrer n'est
point sans inconvéniens; car, outre que la poudre de digitale ainsi incorporée se précipite toujours par le repos, et qu'en agitant le liquide

la poudre ne soit qu'imparfaitement suspendue, si les personnes chargées de donner la potion n'ont pas une attention particulière pour que l'amalgame soit aussi parfait que possible, le malade prendra peu de digitale au commencement de la potion, mais à la fin il peut en avaler une dose qui lui soit préjudiciable. Nous conseillons de suivre notre méthode, qui consiste à incorporer la quantité de poudre qu'on veut administrer dans une cuillerée à café de sirop d'écorce d'orange ou de quinquina ; on peut aussi l'envelopper de pain à cacheter, ou bien la prescrire en pilules sans aucun mélange de substances étrangères. M. le docteur *Trousset*, de Grenoble, qui a fait aussi des expériences, l'associe à l'assa-fœtida, au camphre et au beurre de cacao, ou au sirop des cinq racines. Ce médecin assure l'avoir combinée avec plusieurs extraits, et qu'aucun amalgame n'a jamais pu altérer ses éminentes qualités ; car il affirme que ses pilules données dans les cas d'hydropisie ont toujours augmenté l'excrétion des urines, et constamment évacué les collections aqueuses.

Analyse chimique des feuilles de la Digitale pourprée (1).

Les praticiens n'ayant employé jusqu'à ce jour que les feuilles de digitale pourprée, nous n'avons dû analyser que cette partie de la plante.

Quatre onces de feuilles de digitale pourprée, sechées soigneusement et mondées de leurs pétioles, ont été traitées, dans un appareil fermé, jusqu'à ce que cette dernière sortît incolore; l'eau distillée qui en est provenue n'avait qu'une très-légère odeur herbacée. L'*infusum* évaporé à une douce chaleur a donné deux onces. d'un extrait (*a*) très-brun, très-poli, et de consistance pilulaire.

Le résidu, inattaquable par l'eau, a été séché ; il pesait alors deux onces moins quelques grains, ce qui tient à une petite différence dans l'état de la dessiccation. Ce résidu a été traité à une chaleur modérée, par l'alcool rectifié, qui a pris instantanément une belle teinte verte. On a continué de traiter ainsi ce résidu par de nouvelles

---

(1) M. *Destouches*, chimiste distingué, s'est chargé de cette analyse, qui n'est que le prélude d'un travail complet qu'il se propose de donner sur toutes les parties de cette plante.

quantités d'alcool, jusqu'à ce que celui-ci ne se chargeât plus d'aucune partie colorante.

Toutes ces teintures alcooliques réunies et filtrées ont été soumises à la distillation. L'alcool a passé inodore, sans couleur, et ne précipitant pas par l'eau, lorsque la liqueur a été réduite à quelques onces; elle a été mise dans une capsule, où, par le refroidissement, il s'est formé un précipité (b) qui, recueilli et séché, pesait 75 grains.

La liqueur surnageant était d'un brun jaune; elle a été évaporée, et a donné un gros d'extrait (1).

Les feuilles épuisées par l'eau et l'alcool ont été introduites dans une cornue et poussées au feu; elles ont donné à la distillation

1.º Une eau roussâtre;

2.º Une huile noire, épaisse, empireumatique;

3.º Beaucoup de carbonate et d'acétate d'ammoniaque.

Le charbon restant dans la cornue était fort léger; incinéré, et calciné dans un creuset d'argent, il a donné 80 grains d'une poudre grisâtre (c).

---

(1) Il diffère de celui-ci, en ce qu'il contient une autre matière verte que l'alcool n'a pu lui enlever, et qui paraît y être en combinaison.

L'extrait (*a*), traité successivement par tous les réactifs convenables n'a rien présenté de bien particulier aux extraits des autres plantes, ou du moins ces différences ont été si légères qu'on a jugé inutile de s'y arrêter.

Le produit (*b*) est d'un vert extrêmement foncé et d'une-odeur vireuse ; il a la consistance du suif, mais un peu plus tenace ; il fond néanmoins à une douce chaleur ; il ne donne point d'ammoniaque à la distillation ; les acides faibles ne l'attaquent pas. Les alkalis caustiqués s'y combinent difficilement à froid, mais beaucoup mieux à chaud. Cette espèce de savonule formé est soluble dans l'eau, qu'il rend mousseuse.

Les acides précipitent la couleur verte qui a beaucoup perdu de son intensité.

Les huiles volatiles le dissolvent à froid.

Les huiles fixes seulement le dissolvent à chaud.

Les unes et les autres de ces huiles acquièrent, par cette dissolution, une couleur verte très-riche.

L'alcool l'attaque très-bien à froid ; cette solution est beaucoup plus considérable à chaud ; mais la plus grande partie se précipite par le refroidissement.

L'acide muriatique oxigéné décolore complètement cette solution.

L'éther le dissout bien.

Toutes ces expériences prouvent : 1.º que la matière verte est une huile d'une espèce particulière ; 2.º que c'est cette huile qui colore les feuilles de digitale ; 3.º et que probablement tous les végétaux doivent leur couleur à une matière analogue.

Les cendres (c), pesant 80 grains, ont été soumises à l'action de tous les agens capables de faire connaître leur nature. Voici le résultat de cette analyse, dont les détails eussent été trop longs :

1.º Quelques traces d'alkali carbonaté. . . . .

2.º Sulfate de potasse. . . . .   grains   5

3.º Sulfate de chaux.   4

Une petite quantité de muriate de chaux. . . . .

4.º Phosphate de chaux.   10

5.º Carbonate de chaux.   55

6.º Oxide de fer rouge.   12

7.º Sable quartreux.   12

Et un peu de charbon. . . . .

TOTAL. . . . .   grains   78

Les résultats (c) ont donné avec les produits en extrait (a). . . . . $\text{Ʒij }\text{Ʒj}$.

Et l'extrait huileux (b)............ ℥j gr. jjj.

Tels sont les résultats qu'a présentés l'analyse entière de 4 onces de feuilles de digitale pourprée sur lesquelles on a opéré.

EXPÉRIENCES CLINIQUES.

Pour bien apprécier les propriétés médicinales d'une substance, il est indispensable d'en tenter plusieurs essais sur l'économie animale; car ce n'est jamais que d'après les résultats plus ou moins satisfaisans que présente une série d'expériences exactes que le praticien peut asseoir son jugement et établir des règles dont l'application se trouve néanmoins soumise aux modifications qu'offrent journellement l'âge, le tempérament, le sexe et l'état pathologique de chaque individu.

Bien pénétrés de cette vérité fondamentale, quoique nous ayons déjà donné sur la digitale pourprée plus de détails qu'aucun auteur de matière médicale ne l'a fait jusqu'à ce jour, nous les croyons insuffisans, parce que nous ne les considérons que comme des données générales d'après lesquelles le médecin ne pourrait se conduire avec assurance. Pour acquérir des notions plus exactes, nous allons interroger la nature; nous la suivrons dans quelques-uns de ses écarts, et si nous parvenons à prouver par des faits authentiques que la digitale, administrée, dans

ces cas-là, triomphe des obstacles qui entravent
la marche de la nature, nous serons peut-être
assez heureux pour convaincre nos lecteurs des
effets salutaires que peut produire cette plante
dans plusieurs espèces d'hydropisie. Nous disons
dans plusieurs espèces seulement, et non pas
dans toutes, parce qu'il y en a quelques-unes qui
nous paraissent être au-dessus des ressources de
l'art; telles sont les hydropisies cérébrale et ver-
tébrale, ou *spina bifida*, ainsi que celles qui
sont enkystées; mais dans les hydropisies primitives du tissu cellulaire, de l'abdomen, du thorax et du péricarde, on sera étonné des succès
qu'on a droit d'attendre de l'usage de cette
plante. Nous convenons cependant que nous n'a-
vons pas toujours obtenu des cures radicales, car
nous avons quelquefois échoué; mais alors nous
nous sommes attachés à découvrir quelle pouvait
être la cause de l'inefficacité de la digitale dans
plusieurs cas d'hydropisie, et nous nous sommes
convaincus que toute hydropisie idiopathique
ou primitive, pouvait être guérie par la seule
administration de cette plante, tandis que, dan-
toute hydropisie consécutive, c'est-à-dire dépen-
dante d'une affection organique, la digitale ne
pouvait qu'évacuer les liquides épanchés et procurer du soulagement au malade. Mais ces suc-

ces incomplets pourront encore tourner au profit de la science, parce que, dans ces cas-là, par l'emploi de la digitale, on découvrira souvent des affections organiques qu'on n'oserait soupçonner.

Nous ne nous attacherons point à tracer le tableau fidèle de chacune des espèces d'hydropisie dont nous allons rapporter les observations ; nous nous contenterons d'en indiquer les caractères les plus saillans, vu que la description exacte de ces affections appartient ou à un traité de nosographie, ou à une monographie sur l'hydropisie. Nous passerons aussi sous silence leurs causes pour ne nous occuper que de leur guérison ; car, malgré la vénération qu'inspirent les travaux d'un savant du premier ordre qui a proposé le problême suivant : « Une maladie étant donnée, déterminer son vrai caractère et le rang qu'elle doit occuper dans un tableau nosologique ». Nous ne saurions partager entièrement l'opinion de ce célèbre médecin, parce que les connaissances qu'on pourrait acquérir par la solution de son problême ne suffiraient pas toujours pour guérir la maladie. Ainsi, par exemple, les diverses espèces d'hydropisie qui vont nous occuper sont aussi bien décrites que classées, et cependant l'art se trouve presque toujours impuissant. En reconnaissant l'utilité de la solution du problème cité, nous osons croire qu'on ne doit pas totalement rejeter celle du problème suivant, proposé par un médecin géomètre : « Une maladie étant donnée, trouver le remède ? » La solution de ce dernier problème nous parait aussi importante pour le praticien que celle du premier, parce que le médecin ne doit s'occuper que de la guérison des malades qui lui sont confiés ; aussi nous proposons-nous de consacrer le reste de cette dissertation à la solution de ce dernier problème, puisque le premier a été parfaitement résolu. Pour procéder avec ordre, nous rangerons nos observations sous deux classes. Dans la première, nous y relaterons toutes les hydropisies idiopathiques ou primitives. Dans la seconde, les consécutives ou symptômatiques qui sont toujours avec affection organique.

PREMIERE CLASSE.

Hydropisies primitives.

Hydropisie du tissu cellulaire.

Nous comprenons sous cette dénomination l'affection que les auteurs ont désignée par les mots *leucophlegmatie* et *anasarque*. Comme dans l'un et l'autre cas le tissu cellulaire sous-cutané est toujours le siége de la maladie, et que la distension des aréoles du tissu cellulaire est produite par l'infiltration du même liquide, nous ne pouvons admettre la distinction des auteurs, parce que nous sommes bien convaincus que c'est la même maladie, dont toute la différence réside dans sa plus ou moins grande intensité; c'est-à-dire, qu'une partie seulement du tissu cellulaire peut-être infiltrée, ou bien celui de toute l'habitude du corps. Les symptômes caractéristiques de cette espèce d'hydropisie sont trop sensibles pour que nous les tracions; nous observerons seulement qu'il ne faut point confondre cette affection avec l'œdème général ou partiel qui est souvent la suite des maladies aiguës ou chroniques. Quoique cette espèce d'hydropisie soit de toutes, la plus facile à guérir, il est pourtant plusieurs cas où elle résiste non-seulement aux divers moyens curatifs que l'art lui oppose, mais elle finit souvent par se compliquer d'*ascite*. On sent, d'après cela, combien il importe au médecin de prévenir cette complication.

Ire OBSERVATION

Sur une hydropisie cellulaire.

Le 11 février 1808, le nommé Surtel, tourneur en cuivre, âgé de 52 ans et d'un tempérament sanguin, consulta M. *Joliet* pour un œdème qui occupait les pieds et les malléoles, ainsi que pour une toux importune qui depuis plusieurs mois troublait son sommeil. Une décoction de chien-dent aiguisée de sel de nitre, et le repos, furent les seuls moyens prescrits. Mais la maladie fit des progrès si rapides, que le 15 dudit mois l'œdème occupait toutes les extrémités inférieures; le scrotum était prodigieusement distendu et infiltré; la verge avait acquis un volume énorme, elle semblait raccourcie et comme contournée; les urines étaient citronnées, et leur quantité n'avait point encore diminué.

Le 17, on administra 4 grains de poudre de feuilles de digitale pourprée en quatre doses égales, en mettant six heures d'intervalle entre chaque prise.

Le 18, aucun changement. Ce jour-là, 6 grains de digitale : dans la nuit, le malade rendit trois litres d'urine. On augmenta chaque jour la dose d'un grain jusqu'au 21 : les urines continuèrent à couler avec la même abondance ; mais ce même jour tout l'œdème avait disparu, à l'exception de celui des pieds. On continua la digitale jusqu'au 27, en diminuant graduellement chaque jour la dose.

Le 28, le malade fût débarrassé, et de son hydropisie cellulaire, et de sa toux nocturne. Il jouit, depuis cette époque, d'une santé parfaite.

II.e OBSERVATION

Sur une hydropisie cellulaire compliquée d'ascite.

Une portière dans la rue Popincourt, âgée de 60 ans, d'une constitution d'autant plus robuste, qu'elle n'avait jamais éprouvé d'incommodité, pas même à la cessation des menstrues, habitait une loge aussi peu aérée que malsaine par sa situation. Elle consulta M. *Joliet* le 18 décembre 1807. Des lassitudes générales et des douleurs erratiques empêchèrent d'abord la malade de se livrer à ses occupations domestiques. A ces symptômes succéda un œdème qui occupa les jambes et ne tarda pas à envahir les cuisses. Il y avait anorexie ; les urines étaient rares, et formaient promptement par le repos un sédiment briqueté. Les diurétiques et les anti-scorbutiques furent

administrés à la malade jusqu'au 27 dudit mois :
il n'y eut aucune amélioration dans les symptômes. Le 27 au soir, la malade fut saisie d'un
violent accès de fièvre dont le stade de froid fut
fort long.

Le 28, il se manifesta à la figure un érésypèle
qui, quoique benin, occupa successivement toutes les parties de la tête. Le traitement de la maladie primitive fut suspendu jusqu'au 9 décembre. Pendant cet intervalle de temps, la malade
fut purgée quatre fois avec les pilules hydrago-
gues de *Bontius*. Malgré l'emploi de ce moyen
héroïque, la maladie primitive avait fait des progrès rapides. L'œdème avait gagné les parties gé-
nitales et toute la région lombaire; la cavité abdominale contenait déjà plusieurs pintes de liquide dont la fluctuation était très-sensible à la
percussion; les urines étaient devenues plus rares
encore, et toujours sédimenteuses.

Le 11 décembre, on administra à la malade
4 grains de poudre de feuilles de digitale pourprée, dans l'espace de huit heures.

Le 12, elle en prit 5 grains : aucun changement.

Le 13, 6 grains. Dans la nuit de ce jour, la
malade rendit trois litres d'urine, et autant le
lendemain. La digitale fut portée jusqu'à la dose

de 8 grains à la fois. D'une part, les urines coulèrent avec la même abondance; et de l'autre,
les hydropisies ascite et cellulaire diminuèrent
considérablement. La malade éprouva néanmoins pendant l'usage de la digitale une céphalalgie assez vive, et plusieurs vertiges; mais ces
symptômes disparurent en diminuant la dose de
digitale, qui fut réduite à 4 grains pris en vingtquatre heures.

Le 18, l'hydropisie cellulaire avait disparu de
moitié.

Le 22, on ne sentait plus aucune fluctuation
dans l'abdomen; et le 26, il n'existait plus aucune trace des deux maladies.

Hydropisie abdominale ou *ascite.*

Cette espèce d'hydropisie, qui se rencontre
chaque jour dans la pratique, est plus souvent
symptômatique qu'idiopathique ou primitive,
et les recueils d'observations ne laissent aucun
doute sur cette triste vérité. C'est sans doute
parce que cette hydropisie est si fréquemment
compliquée d'affection organique, que la médecine devient si impuissante à son égard dans le
plus grand nombre de cas. Cependant, quoique
l'idiopathique soit susceptible de guérison, les

secours de l'art ont été si bornés jusqu'à ce jour, qu'on ne lui a encore opposé que l'opération de la *paracenthèse*. Nous osons espérer que, lorsque les propriétés médicinales de la digitale pourprée seront bien connues, cette opération deviendra infiniment plus rare.

Les symptômes caractéristiques de cette hydropisie sont si peu équivoques, que nous n'en dirons que deux mots. Une tuméfaction plus ou moins grande de l'abdomen, mais régulière, et une fluctuation sensible au moyen de la percussion, en forment les principaux caractères. Un symptôme constant lorsqu'il y a une certaine quantité de liquide épanché dans l'abdomen, est une gène de la respiration que le malade éprouve lorsqu'il veut se coucher horizontalement, et qui diminue lorsqu'il est debout ou à son séant. La grossesse en a quelquefois imposé aux gens de l'art. Il n'y a pas plus de six ans que, dans la rue Guérin-Boisseau, une dame qui devint enceinte après un long intervalle de temps, fut considérée comme hydropique, et ponctionnée deux fois sans succès. Le jour pris pour faire la troisième ponction, la femme accoucha de deux enfans. Je cite ce fait pour engager les jeunes praticiens à n'employer la digitale qu'après s'être bien assurés de l'existence de l'hydropisie.

III.ᵉ OBSERVATION

Sur une Hydropisie abdominale ou *ascite.*

Vers la fin de juin 1801, madame Colin, âgée de 62 ans, d'un tempérament lymphatique et d'une haute stature, me fit appeler pour lui donner mes soins. Voici dans quel état je la trouvai.

Toute l'habitude du corps était très-maigre, son teint jaunâtre, la langue vermeille, le pouls petit et fréquent, la peau sèche, l'abdomen très-distendu, avec une fluctuation bien manifeste (j'évaluai le liquide épanché de 9 à 10 litres); les urines étaient rares, rouges et briquetées. La malade ne pouvait ni se lever, ni se coucher; elle était assise sur son séant et soutenue par un matelas. Je prescrivis les diurétiques et les toniques. Malgré l'emploi de ces moyens, la maladie fit des progrès rapides, car la malade ne rendait pas un verre d'urine en vingt-quatre heures, quoiqu'elle bût beaucoup; il y avait anorexie, le pouls était concentré et intermittent, la respiration était précipitée et laborieuse. L'énorme intumescence de l'abdomen et l'état critique de la malade me firent proposer la ponction ou l'usage de la digitale. On préféra ce dernier moyen. Je prescrivis la poudre de feuilles de digitale pourprée à la dose d'un grain réitéré trois fois par jour; chaque dose était incorporée dans une cuillerée à café de sirop de quinquina. Les deux premiers jours n'offrirent aucun changement; mais, dès le troisième jour, les urines furent plus abondantes, quoique troubles, et la respiration fut plus libre.

Le quatrième jour, 6 grains de digitale, deux pintes d'urine.

Le sixième jour, 8 grains; même quantité d'urine, mais moins trouble.

Le dixième jour, 9 grains; urines copieuses et citronnées, respiration facile.

Le douzième jour, affaissement sensible de l'abdomen, pouls relevé; la malade reste à demi-couchée.

Du 16 au 20, 12 grains; urines copieuses, diminution notable de l'abdomen.

Du 20ᵉ au 40.ᵉ jour, la dose de digitale fut augmentée graduellement jusqu'à celle de 24 grains. Les urines coulèrent toujours avec abondance; le liquide contenu dans l'abdomen était tellement évacué, qu'on ne sentait plus qu'une légère fluctuation; les tégumens étaient flasques et distendus comme à l'issue d'un accouchement; la malade se coucha parfaitement bien horizontalement.

(39)

Le 46.e jour, 27 grains de digitale. Pouls régulier, urines naturelles et abondantes ; la malade se leva et marcha facilement.

Au 55.e jour, la cure fut complète, et la digitale fut discontinuée. J'explorai soigneusement tout l'abdomen, et je n'y trouvai aucune trace de liquide ni d'engorgement ; ce qui me prouva que la malade avait une ascite primitive. Je mis la malade aux tisanes amères et à un régime analeptique. C'est la seule malade qui ait pris une si haute dose de digitale sans avoir éprouvé aucun des accidens que cette plante produit assez souvent. Deux mois après, la malade fut atteinte d'une fièvre lente continue qui la plongea dans le marasme. Elle mourut le 13 novembre même année.

IVe OBSERVATION

Sur une Hydropisie abdominale ou *ascite.*

La nommée Cauville, matelassière de profession, âgée de 47 ans, fortement constituée et d'un tempérament sanguin, éprouva de profondes affections morales qui détériorèrent sa belle santé, et lui firent perdre l'embonpoint dont elle jouissait. Les pieds commencèrent à s'œdématier, puis les jambes ; les urines devinrent rares,

et dans l'espace de six mois, l'abdomen acquit
un volume considérable par le liquide qu'il contenait : ce fut au mois d'octobre 1807 que la nommée Cauville réclama les secours de l'art. La
malade était assise sur son lit, soutenue en ar-
rière par un matelas, seule position dans laquelle
elle pouvait rester ; sa figure était bouffie et violette, ses yeux saillans et injectés, ses lèvres décolorées et d'un brun livide. Elle ne pouvait parler que par une espèce de sifflement, car elle était
frappée d'aphonie ; l'oppression était extrême,
l'abdomen était énormément distendu, l'œdème
des pieds s'était propagé jusqu'aux hanches, la
poitrine, percutée avec soin, ne rendit partout
que des sons obscurs. La fluctuation qu'on sentait à l'abdomen était si sensible, qu'on ne pouvait douter de l'existence du liquide. Le pouls
était intermittent, sans être fébrile ; la malade
était tourmentée par une forte toux accompagnée d'une expectoration de crachats sanguinolens, d'un rouge vif. Les évacuations alvines
étaient rares et les urines totalement supprimées.
La digitale en poudre fut de suite administrée
à la dose d'un grain toutes les trois heures. Au
bout de 40 heures de l'usage de ce médicament,
les urines coulèrent avec tant d'abondance, qu'en
six jours tout le liquide épanché fut complète-

ment évacué, et la malade entièrement guérie, après avoir pris en totalité un gros et demi de poudre de feuilles de digitale pourprée. La malade n'éprouva aucun des inconvéniens que produit quelquefois cette plante. Au printemps de l'année 1808, ladite Cauville, affectée de nouveaux chagrins déterminés par la perte de son mari, vit reparaître son hydropisie ascite ; elle urinait très-peu, ses jambes étaient œdématiées, le ventre très-volumineux avec une fluctuation bien manifeste, et la respiration était laborieuse, lorsqu'elle eut recours une seconde fois à la poudre de digitale. Huit jours de l'usage de cette plante suffirent pour opérer cette nouvelle cure. La malade jouit depuis lors d'une excellente santé.

De l'Hydro-Thorax.

Les signes caractéristiques de cette espèce d'hydropisie ont été si mal décrits, qu'il n'est point étonnant que l'on commette journellement des méprises sur son existence. La plupart des symptômes que les auteurs indiquent sont ou communs à d'autres affections, ou ils n'existent pas du tout ; on sent, d'après cela, combien il est difficile d'établir un diagnostic assuré, soit d'après la théorie des divers auteurs, soit d'après leurs observations. Il était réservé au célèbre professeur de clinique interne (M. le docteur *Corvisart*) de déchirer le voile dont ces maladies étaient enveloppées, et de tracer avec une précision mathématique les caractères distinctifs et propres à décéler cette douteuse affection. Les savans commentaires dont il a enrichi la traduction d'*Avenbrugger*, fruits d'une longue expérience, ne laissent rien à desirer sur l'exacte description de la plupart des affections organiques de la poitrine. Cet excellent praticien observe très-judicieusement que l'hydro-thorax idiopathique ou primitif se forme promptement, et les observations que nous rapporterons prouveront d'une manière irréfragable la justesse de son prognostic : il ajoute, avec raison, que l'hydro-thorax primitif est le seul qui soit susceptible d'être combattu avec succès par les secours de l'art.

Uu pouls faible, mais régulier, une respiration courte et gênée dans le repos, une toux sèche, une pesanteur plus ou moins grande vers le cartilage xyphoïde, rarement des palpitations, des urines plus ou moins rares et briquetées, enfin la certitude non-équivoque que peut donner la percussion de la poitrine ; tels sont les signes caractéristiques de l'hydro-thorax : mais, pour toujours exercer avec fruit la percussion de la poitrine, il faudrait avoir cette finesse dans le tact, et cette perspicacité pénétrante que M. *Corvisart* possède à un si haut degré de perfection. Voici comment il recommande de percuter la poitrine. Le malade, placé horizontalement, on percute du bout des doigts toute l'étendue du thorax; si l'obstacle est un fluide, par la loi du niveau, il occupera nécessairement la partie la plus déclive; on obtiendra partout du son, mais il sera plus sourd et plus obscur que dans l'état naturel, selon qu'il y aura plus ou moins de liquide sur lequel flotte le poumon; mais dans tous les endroits que le liquide n'occupera pas on retrouvera le son naturel. Quoique ce précepte paraisse facile à exécuter, on ne peut néanmoins avoir une certitude réelle sur l'existence de chaque espèce de maladie de poitrine que quand on a acquis l'habitude de percuter convenablement le thorax, et de distinguer les divers sons qu'il donne, selon les affections pathologiques qu'il renferme; mais nous supposons ici la maladie bien connue, et nous ne devons nous occuper que de sa guérison et avec d'autant plus de raison, que l'hydro-thorax a été considéré comme incurable par la plupart des praticiens.

V.ᵉ OBSERVATION

Sur un Hydro-Thorax.

Madame Legay, âgée de 25 ans, d'une petite stature et d'un tempérament sanguin, apprit, le 10 septembre 1807, que les gendarmes étaient à la poursuite de son mari pour cause de conscription militaire. Le saisissement que lui causa cette nouvelle inattendue fut si grand, qu'elle resta sans connaissance pendant plus de deux heures. Malgré que son mari revînt à la maison et qu'il la rassurât sur son sort, puisqu'il avait un congé bien en forme, elle éprouva un malaise général qu'elle ne pouvait définir. Elle ne tarda pas à voir son appétit diminuer et à éprouver que sa respiration devenait plus courte lorsqu'elle montait un escalier. Ces symptômes augmentèrent rapidement. Je vis la malade le 20 septembre. Sa respiration était courte et gênée, quoiqu'elle fût en repos. Au moindre mouvement, elle était toute essoufflée. Le pouls était faible, mais régulier ; la figure était blafarde, la langue était humide mais pâle et comme macérée ; enfin les urines étaient rares et briquetées. Je ne pus percuter la poitrine, parce que la malade était levée. Mais le lendemain 21, madame Legay étant assise sur son séant, je percutai le thorax dans toute son étendue; les deux tiers inférieurs de cette cavité ne rendirent que des sons obscurs, tandis que la partie supérieure fournit le son naturel que donne toute cavité percutée et qui renferme du vide. Les deux hypochondres étaient bombés, et les tégumens de cette partie étaient œdémateux. A la réunion de tous ces symptômes, je ne pus méconnaître un hydrothorax. Je prescrivis les diurétiques jusqu'au 25 : à cette époque la respiration était plus gênée, la malade ne pouvait dormir ni horizontalement, ni sur aucune des parties latérales de la poitrine, seulement sur son séant; son pouls était faible, mais nullement fébrile; il y avait anorexie; la langue indiquait l'état saburral des premières voies. J'administrai un émético-cathartique; la malade rendit beaucoup de bile. Le 26, les grandes lèvres étaient infiltrées; toute la région lombaire était œdématiée et la figure bouffie; le même traitement fut continué jusqu'au 28, où j'ordonnai la poudre de digitale à la dose d'un demi grain, réitérée trois fois par jour et incorporée dans du sirop d'écorce d'orange. La malade ne pouvait rester assise que sur son séant et soutenue par une chaise renversée.

Le 29, saignée lymphatique, par l'application

de quatre larges vésicatoires volans. Aucun changement. Les urines étoient très-rares et fortement briquetées. Ce jour-là, trois grains de digitale; pendant la nuit, évacuations alvines très-abondantes.

Le 3o, même dose de digitale, mêmes évacuations alvines : aucun changement, ni dans la quantité, ni dans la couleur des urines, mais moins de gêne dans la respiration.

Le premier octobre, trois grains de digitale; évacuations alvines abondantes; urines plus copieuses, mais toujours briquetées; disparition de l'infiltration des grandes lèvres; céphalalgie.

Le 2, un demi-grain de digitale le matin, et autant le soir. Diminution des évacuations alvines et de la céphalalgie; urines moins troubles, l'œdème des lombes disparaît, la malade se couche presque horizontalement.

Les 3, 4, 5 et 6, même quantité de digitale; les urines déposent beaucoup moins de sédiment; mais les évacuations alvines ont toujours lieu plusieurs fois dans les 24 heures. La respiration est presque naturelle; le pouls se relève sans être fébrile. Je continuai la digitale jusqu'au 13, et le 18 la malade entra en pleine convalescence; elle n'a cessé de jouir depuis cette époque d'une excellente santé.

VI.ᵉ OBSERVATION.

Sur un *Hydro-Thorax*.

Un homme de distinction âgé de 48 ans, d'un tempérament bilioso-sanguin, était sujet à des accès de goutte, ainsi qu'à une éruption dartreuse qui fut répercutée. Sitôt après cette répercussion, le malade fut atteint d'une toux symptômatique très-importune ; la goutte parut se fixer dans la poitrine, vu que la respiration était très-gênée ; le médecin considérant les virus arthritique et herpetique comme causes déterminantes des accidens, chercha à rappeler ces virus aux pieds, par l'application des sangsues, qui ne produisirent aucune amélioration. On prescrivit les *pédiluves* de moutarde : malgré ces moyens, la toux et l'oppression augmentaient. Le lendemain, application de deux vésicatoires aux jambes ; léger soulagement ; le jour suivant, exaspération de tous les symptômes ; urines rares et briquetées, pouls faible, mais régulier ; sinapismes aux deux pieds. L'oppression devint plus intense, ainsi que la toux ; les urines coulaient à peine et étaient très-sédimenteuses ; le ventre était légèrement tendu ; la suffocation orthopnéique menaça la vie du malade ; la figure était d'un brun violet, ainsi que les levres, les conjonctives injectées, les hypochondres distendus ; l'impossibilité où était le malade de se coucher le contraignit à passer quatre nuits dans un fauteuil; on reconnut alors l'existence d'un hydro-thorax, et on proposa la digitale ; le malade s'y refusa. Le lendemain, les accidens devenant plus graves, le malade se décida à faire usage de la digitale, qui fut administrée à la dose d'un grain, réitérée de quatre en quatre heures. Au bout de dix-sept heures, les urines coulèrent abondamment, les accidens diminuèrent, et en augmentant graduellement la digitale, quatre jours suffirent pour évacuer toutes les eaux épanchées dans le thorax.

Hydro-péricarde.

De toutes les espèces d'hydropisie, celle du péricarde a été considérée jusques dans ces derniers temps, comme la plus difficile à reconnaître, et cette assertion paraissait d'autant plus fondée, que plusieurs médecins célèbres n'ont point hésité à en regarder le diagnostic comme impossible à établir; c'est encore à M. le docteur *Corvisart* que nous sommes redevables d'une description si exacte, qu'avec un tact médical un peu exercé, on pourra toujours la reconnaître.

Les caractères les plus saillans de l'hydro-péricarde sont : une anxiété douloureuse et un poids
incommode à la région du cœur ; la figure est
plus ou moins violette ; une difficulté de respirer qui menace de suffocation lorsque le malade
veut se coucher horizontalement : des syncopes,
quelquefois des palpitations de cœur ; les contractions de cet organe sont obscures et tumultueuses, mais elles ont beaucoup plus d'étendue
que dans l'état naturel ; si on joint à ces symptômes assez constans le degré de certitude qu'on
peut acquérir par la percussion de la poitrine,
on se trompera difficilement sur l'existence de
cette affection. Nous devons cependant convenir que, comme l'hydro-péricarde est plus souvent consécutif que primitif, alors le diagnostic
devient fréquemment très-difficile à établir ; et
si nous sommes assez heureux pour posséder un
praticien observateur qui, à force d'épier la nature, soit parvenu à nous tracer fidèlement la
marche qu'elle suit dans l'affection qui nous occupe, l'art n'a pu découvrir encore un médicament assez efficace pour en obtenir la guérison ;
c'est cette importante lacune que nous desire-
rions remplir ; et le moyen le plus infaillible
pour y parvenir nous a paru être l'exposition
exacte des observations que nous avons recueil-

lies au lit du malade, parce qu'on jugera et de l'existence de la maladie et des effets curatifs de la digitale.

VII.ᵉ OBSERVATION

Sur un Hydro-péricarde.

Le nommé Decœur, âgé de 59 ans, d'une constitution lymphatique, d'une haute stature, et marbrier de profession, éprouvait depuis quelque temps des anxiétés qu'il ne savait à quoi attribuer; il était triste, souvent il était obligé de suspendre son travail pour être moins essoufflé; son sommeil était fréquemment interrompu. Vers le milieu du mois de janvier 1807, la respiration devint si difficile, qu'il fut obligé de cesser ses occupations; il crut que le repos adoucirait son incommodité, mais elle augmenta si rapidement, qu'il me fit appeler le 24 dudit mois. Je le trouvai assis sur une chaise; sa figure était blafarde et bouffie, ses lèvres étaient injectées et d'un brun livide; l'abattement était général, la langue pâle et humide. Le pouls était petit, concentré et intermittent; un poids considérable à la région précordiale l'incommodait beaucoup. La respiration était très-gênée; le malade ne pouvait se coucher horizontalement sans être prêt à suffoquer; il éprouvait des syncopes; les urines étaient rares et briquetées; enfin un froid glacial occupait toute l'habitude du corps, quoiqu'il fût bien couvert. Ces caractères me firent soupçonner un hydropéricarde; je prescrivis les diurétiques, qui furent sans effet.

Le 25, augmentation des symptômes; mêmes moyens.

Le 26, le malade était sur son séant, le dos soutenu par un matelas, la tête penchée sur ses genoux; sa figure était décomposée; le pouls était misérable, avec de longues intermittences, et les urines étaient presque nulles. Je percutai la poitrine, et elle me donna des sons bien résonnans au côté droit et à toute sa partie supérieure. Ma main appliquée sur la région précordiale, je sentis que les contractions du cœur étaient tumultueuses et profondes, mais elles se prolongeaient jusqu'à la septième côte. Bien convaincu alors de l'existence de l'hydro-péricarde, je prognostiquai la mort du malade, et je prescrivis la digitale pourprée en poudre sans concevoir le moindre espoir de guérison. Le malade prit 3 grains de digitale dans les vingt-quatre heures.

Le 27, Decœur, sans être mieux, avait la respiration un peu plus libre. Ce jour-là, 4 grains et demi de digitale. Dans la nuit, le malade rendit trois litres d'urine très-sédimenteuses.

Le 28, 6 grains de digitale; même quantité d'urine; amélioration notable, le pouls se régularise, la figure s'anime, la bouffissure se dissipe, le malade parle avec facilité et respire de même.

Le 29, 9 grains de digitale; urines très-copieuses et citronnées. Le malade peut se coucher ; le pouls était petit mais régulier. En continuant la digitale jusqu'au 6 février, Decœur fut débarrassé de son hydro-péricarde. Il entra en pleine convalescence, et à la fin de février, il partit pour son pays natal.

VIII.e OBSERVATION

Sur un Hydro-péricarde.

Madame Gerard , âgée de 58 ans, et d'un tempérament éminemment sanguin, fit une chûte en 1807 , et se fractura le col du fémur gauche, accident qu'elle avait toujours redouté, et qui influa tellement sur son tempérament , qu'elle devint très-morose, et qu'une éruption dartreuse qui paraissait souvent sur la figure disparut subitement.

Le 28 décembre, même année, elle fut prise d'un malaise général et d'une douleur lancinante à la région hépatique, ainsi que d'un étouffement très-inquiétant; la langue était saburrale, et le pouls plein, mais régulier. Je prescrivis de la limonade cuite et un emplâtre, calmant *ad do-lorem*. A six heures du soir, augmentation de la douleur, dyspnée considérable, pouls concentré, fréquent et intermittent, urines rares et brique-tées. Cet appareil d'anomalies me fit soupçonner une métastase herpétique sur le diaphragme. Je fis appliquer un sinapisme sur le point doulou-reux. Je prescrivis des *pédiluves* de moutarde, une boisson délayante, et une potion anti-spas-modique. A dix heures du soir, exaspération de tous les symptômes; la malade était prête à suffoquer; le pouls était misérable, un froid gla-cial occupait toutes les extrémités. La malade n'avait donné aucun signe de douleur de l'ap-plication du sinapisme, et, quoiqu'il fût resté quatre heures sur la région hépatique, la peau n'était point rougie, comme cela arrive cons-tamment. J'enveloppai les pieds d'un autre sina-pisme fait avec la farine de moutarde et l'acide acétique; même insensibilité de la part de la malade.

A trois heures du matin, application de deux larges vésicatoires aux jambes. A huit heures, pouls toujours concentré et intermittent, la figure était moins tirée, la respiration moins gênée, la douleur de la région hépatique avait disparu. Je fis prendre trois bains de pied de moutarde. Le soir, urines rouges, mais moins troubles, moiteur générale, respiration plus libre; apparition à la jambe de plusieurs taches dartreuses, la peau de toute la région hépatique devint rouge et douloureuse, ainsi que celle des pieds. Escarrhes gangreneuses aux vésicatoires; continuation de la potion anti-spasmodique; eau de laitue pour boisson; je fis suppurer les vésicatoires, et à l'aide de ce traitement, la malade allait de mieux en mieux. Lorsque le 5 février, les urines devinrent tout-à-coup sédimenteuses, sans cependant être rouges, le son de la voix s'affaiblit, la malade ne pouvait se coucher horizontalement, ni exécuter le moindre mouvement dans son lit, sans que la dypsnée reparût. Elle éprouvait une anxiété générale, et se trouvait fréquemment dans un anéantissement qui approchait de la syncope; elle se plaignait d'un poids incommode vers le cartilage *xiphoïde*; le pouls était petit, concentré et intermittent; ce qui me fit faire des recherches à la région précordiale. En appliquant ma main sur cette région, je sentis les contractions du cœur tumultueuses, fréquentes et obscures; mais elles se prolongeaient plus loin que dans l'état naturel, puisqu'elles se faisaient sentir jusqu'à la région épigastrique gauche. Je fis asseoir la malade sur son séant; et je

percutai la poitrine, qui résonna partout, excepté à la région précordiale, où les sons devinrent obscurs. A ces caractères bien distincts, je
ne pus méconnaître un hydro-péricarde. Je prescrivis les diurétiques combinés aux toniques.

Le 6, M. le docteur *Coste* fut appelé en consultation; et après avoir examiné la malade, il
partagea mon opinion sur le caractère de la maladie. Les urines étaient presque nulles, et la
petite quantité que la malade en rendait étaient
rouges et briquetées; le moindre mouvement
qu'elle faisait lui occasionnait une suffocation si
imminente, qu'elle ne pouvait proférer aucune
parole. Je proposai la digitale pourprée en poudre, et la malade en prit un grain et demi en
trois doses.

Le 7, même état, sans exaspération dans les
symptômes. Je donnai trois grains de digitale.
Dans la nuit de ce jour, la malade rendit une
pinte et demie d'urines troubles.

Le 8, amélioration notable, quatre grains de
digitale, deux pintes d'urine.

Le 9, la figure s'anime, le pouls se relève sans
se régulariser, la malade fait des mouvemens dans
son lit sans éprouver de dypsnée; cinq grains
de digitale; excrétion de trois pintes d'urines
citronnées.

Le 10, six grains de digitale ; la malade est bien, les contractions du cœur se régularisent ; elles sont moins obscures, et peu tumultueuses, l'anéantissement disparaît ; même quantité d'urines ; mais ce jour-là, après la première dose de digitale, qui fut de deux grains, nausées continuelles ; céphalalgie atroce, éblouissemens incommodes, diminution sensible de pulsations artérielles. Je suspends la digitale, et je la remplace par une infusion théiforme, avec addition d'acide citrique. Le soir, cessation de tous les accidens.

Le 11, deux grains de digitale en trois doses ; urines copieuses et citronnées, trois évacuations alvines. La digitale, ainsi administrée jusqu'au 16, produisit tous les jours plusieurs déjections bilieuses, et la malade entra en pleine convalescence de son hydro-péricarde ; mais elle fut long-temps tourmentée par une éruption dartreuse qui ne céda qu'à l'application d'un exutoire et à l'usage des eaux de Barèges, prises intérieurement et administrées en bains.

Jusqu'à présent nous avons examiné chaque espèce d'hydropisie entièrement isolée et dégagée de toute complication ; quelques-unes seulement ont été accompagnées de plusieurs épiphénomènes qui pouvaient masquer pour un moment le véritable caractère de la maladie essentielle ; mais en examinant scrupuleusement l'ensemble des symptômes qu'elles ont présentés, il eût été difficile de s'y méprendre; et les terminaisons heureuses que nous avons obtenues à l'aide de la digitale pourprée prouvent que notre diagnostic a toujours été bien fondé. Cependant la pratique journalière n'offre pas constamment une seule espèce d'hydropisie; quelquefois il s'en rencontre plusieurs chez le même sujet, mais très-fréquemment deux ; la cure devient alors infiniment plus difficile, parce que, malgré que l'infiltration lymphatique devienne nécessairement plus abondante, l'atonie des organes doit être aussi plus grande; ce qui exige des moyens plus énergiques. Nous allons offrir quelques exemples de plusieurs espèces d'hydropisie réunies chez le même sujet, et traitées par la digitale pourprée.

IX.ᵉ OBSERVATION

Sur un Hydro-thorax chronique compliqué d'ascite, avec infiltration du tissu cellulaire.

M. G.... âgé de 58 ans, d'un tempérament bilioso-sanguin, ayant vu écrouler en peu d'années une fortune brillante, en fut vivement affecté, et commença à ressentir une difficulté de respirer chaque fois qu'il montait un escalier.

Le 1.er avril 1807, ayant éprouvé une nouvelle affection morale, il fut traité pour une infiltration commençanté de la poitrine. Les diurétiques et des exutoires le débarrassèrent. Le malade vaqua à ses occupations journalières, sauf l'état de dypsnée qu'il conserva toujours. Mais le 9 mai, il fut obligé de réclamer de nouveau les secours de l'art. Ses pieds étaient considérablement œdématiés, ainsi que les cuisses, toute la région lombaire et la face; l'abdomen était distendu, et contenait un liquide, avec fluctuation bien manifeste; la région épigastrique était plus élevée que l'hypogastrique; la suffocation était si grande, que le malade ne pouvait rester au lit qu'assis, avec un matelas derrière lui; le pouls était petit, concentré et intermittent; une toux sèche et fréquente, avec expulsion de crachats mêlés d'un brun livide, fatiguait horriblement le malade. Les sons obscurs que donna la poitrine, par le moyen de la percussion, ne laissèrent aucun doute sur l'existence de l'hydrothorax; les urines étaient très-rares et briquetées. Cet appareil de symptômes effrayans et cette triple hydropisie firent prognostiquer la mort. Comme l'œdème avait respecté les jambes,

on y appliqua deux vésicatoires, les potions in-
cisives et diurétiques, la poudre de scille combinée avec le nitre, furent les moyens employés.

Le 10, exaspération dans les symptômes; la
toux était suffocante, avec expectoration de
crachats sanguinolens. Ce fut dans cet état de
détresse qu'on eut recours à la digitale pourprée.

Le 11, le péril était imminent; on donna 6
grains de digitale en trois doses. Rien de remarquable ce jour-là.

Le 12, même état du malade, excepté que la
respiration était un peu plus libre; 10 grains et
demi de digitale.

Le 13, à 5 heures du matin, le malade rendit
deux pintes d'urines. Mieux sensible; on donna
16 grains de digitale. Dans la nuit, évacuation
de huit pintes et demie d'urines (1) un peu
troubles et brunes.

Le 14, 16 grains de digitale; six pintes d'u-
rines; mieux extraordinaire, poitrine allégée,
expectoration facile, peau de couleur naturelle.
Le volume de l'abdomen était diminué de moitié; les hanches et les cuisses peu œdématiées;
pouls relevé et régulier.

------

(1) On mesurait chaque jour la quantité d'urine que
le malade rendait.

Les 15, 16 et 17, 24 grains de digitale chacun de ces jours; le malade rend quatre pintes d'urines toutes les vingt-quatre heures. A cette dernière époque, évacuation des eaux non-seulement des cavités thoracique et abdominale, mais encore de toute celle du tissu cellulaire sous-cutané. La digitale fut continuée jusqu'au 1.er juin, en ayant soin d'en diminuer graduellement la dose. Les urines continuèrent à couler avec la même abondance, et le malade fut radicalement guéri. A deux époques éloignées. M. G... ayant éprouvé de violens chagrins, et les symptômes de l'hydro-thorax s'étant manifestés, on les combattit victorieusement par l'usage de la digitale.

X.e OBSERVATION

Sur une Hydropisie abdominale spontanée, compliquée d'hydro - thorax et d'infiltration du tissu cellulaire.

M. D... âgé de 62 ans, et d'un tempérament éminemment bilieux, après avoir été dans l'opulence, se trouva presque dans l'indigence. Ce changement de condition influa tellement sur sa santé, qu'il perdit l'embonpoint considérable dont il jouissait, et ne tarda pas à être sujet à des diarrhées colliquatives de nature hépatique :

(61)

il était aussi tourmenté par une affection rhuma-
tismale.

Le 25 juin 1807, le malade fut pris d'un *lum-
bago* aigu : la fièvre était violente, le diaphragme
et les poumons furent frappés de spasme ; ce qui
donna lieu à une toux sèche et fatigante, et rendit
la respiration pénible. *Pédiluves* de moutarde,
potion anti-spasmodique.

Le 28, exaspération des symptômes.

Le 29, anéantissement des facultés intellec-
tuelles, prostration des forces, foie proéminent
et sensible au toucher, suppression des urines et
des selles, vomissemens de matières érugineuses
accompagnés de hoquets et de mouvemens convulsifs. Langue sèche et rouge à sa pointe, mais
brune à son centre ; pouls fébrile, concentré et
intermittent, enfin tout le cortége de la fièvre
ataxique ou *maligne.* Application de quelques
sangsues à l'anus, continuation des anti-spasmo-
diques ; sinapismes aux pieds.

Le 3o, même état ; abdomen distendu et dou-
loureux avec épanchement d'un liquide. OEdème
des pieds, respiration très-difficile ; les fausses
côtes étaient soulevées et le diaphragme refoulé
par l'accumulation des eaux. Le type fébrile était
tellement engourdi, qu'on sentait à peine le
pouls. La toux était sèche et suffocante. Emploi
des diurétiques jusqu'au 1.er juillet.

Le 2, tous les symptômes s'aggravent; épan=
chement de liquide dans la poitrine, respiration
orthopnéique; face injectée et gonflée, yeux saillans et convulsifs, abattement général, trouble
dans les idées; l'œdème des pieds s'était propagé
jusqu'aux hanches. Quatre grains de digitale en
poudre en quatre doses.

Le 3, aucun changement; depuis 5 heures du
matin jusqu'au lendemain midi, on administra
15 grains de digitale en huit doses.

Le 4, le malade put parler, d'une voix faible
à la vérité; sa respiration était assez libre. Pendant la nuit du 3 au 4, les urines coulèrent en si
grande quantité, que le lit fut pénétré en entier,
et indépendamment de cela, le malade en rendit
une pleine cuvette. Cette quantité fut évaluée à
plus de cinq litres. Seize grains de digitale en
quatre doses.

Le 5, même abondance d'urines; tous les
symptômes inquiétans disparaissent; le pouls
devient régulier et se développe, l'œdème disparaît; la poitrine et l'abdomen sont débarrassés
de leurs eaux.

Le 6, même dose de digitale; même succès,
elle fut ainsi continuée jusqu'au 13, en augmentant graduellement chaque jour la dose de digitale. En ajoutant à l'usage de cette plante quelques moyens médicinaux, que plusieurs épiphé-

nomènes exigèrent, le malade entra en pleine convalescence. Une exploration scrupuleuse de tout l'abdomen rassura sur l'existence d'aucune affection organique. Le 20, la cure fut complète, et le malade fit sa première sortie

XI.ᵉ Observation

Sur une Hydropisie abdominale avec compli-cation d'hydro-thorax.

Une dame, âgée de 27 ans, ét d'un tempéra-ment lymphatico-sanguin, ayant éprouvé de vio-lens chagrins dans le cours de sa grossesse, fut affectée, à la fin de son neuvième mois, de tous les symptômes qui caractérisent l'hydropisie as-cite. La suffocation orthopnéique qu'elle éprouva fut attribuée au refoulement du diaphragme, déterminé par l'état de grossesse. Il se manifesta une hémoptysie qui céda à deux saignées du bras, et le lendemain la malade accoucha natu-rellement, ce qui produisit un calme parfait. Six semaines après son accouchement, elle fut frap-pée d'une fièvre adynamique ou putride, qui, à l'aide d'un traitement approprié, se termina vers la fin du deuxième septénaire. Mais l'étouffement et la toux reparurent de nouveau, les pieds s'œ-dématièrent, le ventre se ballonna avec une fluc-

tuation bien manifeste. Les urines se supprimè-
rent; le peu que la malade en rendait était rouge
et briqueté. La percussion de la poitrine et les
signes distinctifs de l'hydro-thorax firent reconnaître que l'ascite était compliquée d'hydropisie
de poitrine. La malade fut mise à l'usage de la
digitale, en commençant par un grain à-la-fois,
et en augmentant graduellement. Cette plante,
toujours fidèle dans ses effets, détermina avec
abondance l'excrétion des urines, et la malade
fut entièrement guérie au huitième jour de l'usage
de la digitale. Cette dame n'a cessé de jouir d'une
excellente santé.

I I.ᵉ C L A S S E.

Hydropisies avec affection organique.

Tous les praticiens regardent comme incu-
rables les hydropisies compliquées d'affection
organique; et l'expérience a jusqu'à présent con-
firmé leur prognostic. Cependant il existe plusieurs espèces d'affections organiques que les
malades peuvent porter plus ou moins long-
temps, avant que leur dégénérescence ne produise sur eux un trouble mortel : mais si à une
maladie organique de cette nature s'en joint une

seconde, qui, par sa seule existence, puisse de-
venir mortelle, nul doute que, si l'on n'emploie
des moyens assez actifs pour détruire cette complication, le malade ne périsse plusieurs années
plutôt que s'il n'eût été atteint de sa seule affection organique. Il était donc important de tenter
quelques expériences dans les hydropisies consécutives, pour s'assurer si l'on ne trouverait pas
quelque substance propre à dissiper cette complication, et si l'on parviendrait par-là, d'une
part, à procurer du soulagement aux malades,
et de l'autre, à prolonger leur existence, nous
avons cru nous apercevoir que la digitale pourprée réunissait ces propriétés bienfaisantes. Nous
ne nous occuperons point à prouver ce que nous
avançons par des raisonnemens subtils, et encore
moins par une théorie fastidieuse : fidèles au plan
que nous nous sommes tracé, nous allons continuer d'interroger la nature ; et si une masse de
faits affirme ce que nous desirons trouver, l'art
possédera un nouveau moyen salutaire que l'on
s'empressera d'administrer toutes les fois qu'on
en trouvera l'occasion.

XII.ᵉ Observation

*Sur une Hydropisie abdominale avec affection
organique.*

Une dame âgée de 45 ans, d'un tempérament
bilioso-sanguin et d'un embonpoint considérable, n'eut d'autre maladie que la goutte, dont
elle ressentit le premier accès à l'âge de 37 ans.
Elle éprouva long-temps après une profonde
affection morale qui la fit maigrir graduellement
et lui occasionna une maladie chronique du foie.
Elle passa cinq années dans un état valétudinaire,
et vaqua à ses affaires domestiques jusqu'au mois
de septembre 1807, où elle fut subitement affectée d'une fièvre inflammatoire avec complication
d'affection bilieuse. Cette fièvre dura quarante
jours, pendant lesquels elle prit plusieurs types
différens; aussi la convalescence ne fut point fran-
che; une maigreur extrême, un teint jaunâtre,
l'œdème des extrémités inférieures, puis un épau-
chement de liquide dans l'abdomen, qui s'est
ensuite propagé jusques dans le thorax, déno-
taient bien l'état pathologique de plusieurs vis-
cères. On administra à la malade la digitale pourprée en pilules, selon la formule du docteur
Trousset, et, en quinze jours, toutes les eaux

furent évacuées par les voies urinaires; ce qui procura un soulagement satisfaisant; mais l'affection organique ayant continué à faire des progrès, les hydropisies se renouvelèrent, et chaque fois on les combattit victorieusement par l'usage de la digitale pourprée: trois onces de poudre de cette plante prolongèrent de cinq mois l'existence de cette malade, qui eût infailliblement péri peu de jours après l'invasion de la première hydropisie.

XIIIe OBSERVATION

Sur un Hydro-thorax avec affection organique.

M. Delatre, ancien capitaine de vaisseau, âgé de 68 ans, d'un tempérament éminemment sanguin et d'une forte constitution, était sujet, depuis sa trentième année, à une toux spasmodique. Les paroxismes de cette toux devenaient longs et fatigans, lorsque l'atmosphère était humide. Les secousses révolutionnaires l'ayant privé des deux tiers de sa fortune, de jovial qu'il était, il devint très-morose.

Vers le milieu de l'année 1805, il fut pris d'une dypsnée assez pénible, dont l'intensité était soumise aux variations de l'atmosphère. L'exercice

du cheval. l'air de la campagne, les anti-spas-
modiques, les saignées locales, des vésicatoires
au bras et au sternum, furent les moyens mis
en usage; le malade n'en éprouva pas le moindre soulagement. Les caractères de la maladie
étant alors plus saillans et plus réguliers, on reconnut que M. Delatre était affecté d'un hydro-
thorax (c'était au mois de janvier 1804). Tous
les diurétiques et les pectoraux furent tour-à-
tour mis à contribution. La digitale lui fut d'a-
bord donnée en décoction, puis en teinture,
mais aucun de ces moyens ne soulagea le malade, et il fut abandonné des gens de l'art. Le 13
mars, un de ses amis me conduisit auprès de lui.
Les extrémités tant supérieures qu'inférieures
étaient œdématiées, la figure était bouffie, les
paupières inférieures étaient distendues et pen-
daient sur les joues, les lèvres étaient injectées
et d'un brun livide; la langue était saburrale, le
pouls gauche était régulier, mais petit et concentré, le droit fut toujours nul; la respiration était
précipitée et pénible; il y avait de fréquentes
suffocations; la toux était sèche et importune;
elle était souvent accompagnée d'une asphyxie
momentanée, et le malade avait besoin d'un grand
courant d'air; M. Delatre ne pouvait rester qu'assis
sur son séant, la tête penchée sur sa poitrine; il

y avait aphonie complète ; les idées étaient inco-
hérentes ; les urines étaient très-rares et briquetées. La poitrine percutée n'offrit partout que
des sons obscurs ; il y avait empâtement à la région précordiale et tumeur à l'épigastre ; enfin,
les contractions du cœur étaient à peine sensibles ; la réunion de tous ces symptômes ne lais-
sait aucun doute sur l'existence de l'hydro-thorax, mais je le soupçonnai compliqué de tuber-
cules aux poumons. Cet état fâcheux me fit prognostiquer une mort très-prochaine. Une tisane
diurétique, une potion avec le suc de cerfeuil,
le vin scillitique, le sirop de quinquina et des
cinq racines et le laud. liq. i., plus 3 grains de
digitale en poudre pris en 24 heures. Chaque
dose fut donnée dans du sirop d'écorce d'orange.

Le 14, 4 gr. de digitale ; aucun changement.

Le 15, diminution de la toux, suffocations
moins fréquentes, respiration un peu plus libre,
augmentation des urines, quoiqu'elles fussent
troubles ; même état du pouls. Ce jour-là, 5 gr.
de digitale.

Le 16, *idem*. Le 17, amélioration marquée,
urines abondantes et peu sédimenteuses, respiration asséz facile, diminution de la bouffissure
de la figure et de l'œdème des extrémités ; même
dose de digitale.

Le 19, urines très-abondantes et citronnées, bouffissure et œdème entièrement disparus ; le malade se couche presque horizontalement ; il fait 300 pas.

Le 20, le malade changea de logement, pour que je fusse à portée de le voir journellement ; les cahotemens de la voiture l'incommodèrent beaucoup ; les urines devinrent rares et sédimenteuses ; somnolence continuelle ; les pulsations artérielles furent tellement diminuées, que le pouls ne donnait que 50 pulsations par minute, au lieu de 80. La digitale fut suspendue et remplacée par l'usage des toniques jusqu'au 24 ; même état des urines, dypsnée continuelle, suffocations fréquentes, déglutition pénible, cartilages du larynx très-douloureux au toucher ; il n'existait plus d'œdème. La poitrine percutée rendit des sons assez sonores à sa partie antérieure ; mais la postérieure et l'inférieure n'en rendit que de très-obscurs. Je prescrivis de nouveau la digitale ; le *poligala*, le *quinquina*, le *rhum* et le vin de Madère furent alternativement administrés ; la digitale, constante dans ses effets, augmenta l'excrétion des urines ; la maladie organique fit des progrès rapides ; car, au commencement de mai, les suffocations furent longues et réitérées, la somnolence continuelle, les idées incohérentés ; la mémoire se perdit ; l'ammoniaque fut impunément pris intérieurement sans relever le ton de l'organe pulmonaire. Le malade étant sur le point d'être asphyxié, je lui fis avaler 24 gouttes d'acide sulfurique concentré dans deux cuillerées d'eau. Ce poison actif irrita subitement les poumons, et le malade respira mieux. Cette excitation fut soutenue par une potion cordiale, le *rhum* et le meilleur vin tonique ; l'état du malade ne tarda pas à s'améliorer ; la digitale fut suspendue pour quelques jours seulement, à cause que le pouls se concentrait trop ; les urines, quoique copieuses, déposaient alors un sédiment, blanchâtre et filamenteux, qui fut soumis à l'analyse chimique, et qui présenta deux phénomènes dignes d'être notés. Le premier, qui est assez rare, fut l'absence presque totale de la gélatine. Le second fut la présence du phosphate de fer en assez grande quantité (1). En combinant la digitale aux toniques, l'état du malade devint de jour en jour plus satisfaisant ; car, le premier juin, le malade se coucha indistinctement, sans éprouver (aucune gêne dans la respiration ; il faisait 8 et 900 pas de suite sans difficulté ; mais l'apho-

---

(1) Cette analyse fut faite avec beaucoup de soin par M. *Destouches.*

nie persistait toujours. Peu de temps après, il éprouva une seconde rechûte par défaut de régime; mais la digitale et les toniques rétablirent bientôt le malade. Le 25 juin, il partit pour Vincennes, où il ne fit usage d'aucun médicament. Le 26 août, il revint à son domicile assez bien portant; et le 30, il fut subitement frappé d'une espèce de *carus*, et il expira à 9 heures du soir sans agonie ni suffocation. Je ne pus obtenir l'ouverture du cadavre; mais sa mort me paraît avoir été déterminée par une accumulation de liquide dans le cerveau.

XIVe OBSERVATION

Sur un Hydro-thorax avec affection organique.

Madame Gillot, âgée de 43 ans, d'un tempérament bilieux, parvint jusqu'à l'âge de 39 ans sans aucune incommodité; mais à cette époque, elle fut frappée d'une fièvre *ataxique* ou *maligne*, qui parcourut ses périodes ordinaires. Elle passa deux ans avec l'apparence de la meilleure santé; mais elle fut affectée tout-à-coup d'une éruption ortiée qui couvrait toute l'habitude du corps; cette affection lymphatique n'était visible que lorsque la malade s'exposait à l'action d'un air froid; elle ne fut jamais sensible ni dans son appartement, ni au lit; des bains et des boissons légèrement diaphorétiques furent les moyens employés; mais cette éruption étant disparue sans cause connue, la malade se plaignit bientôt d'une douleur assez vive vers le cartilage *xiphoïde*, d'une toux sèche et d'une difficulté de respirer accompagnée de fréquentes palpitations. Des sangsues à l'anus et les pectoraux furent employés et soulagèrent la malade, mais elle ne jouit plus de sa belle santé; elle se refusa à un exutoire qui aurait pu suppléer à l'éruption cutanée. Les symptômes s'aggravèrent, le pouls devint petit et fréquent; la dyspnée augmenta, le visage devint pâle, les lèvres décolorées, les palpitations se multiplièrent, le moindre exercice incommodait la malade; elle devint morose; les extrémités inférieures s'œdématièrent, la figure devint bouffie, les urines rares et briquetées; il y eut anorexie, les menstrues disparurent; la région épigastrique était élevée, et la malade y éprouvait une pesanteur gênante. On reconnut alors l'existence d'un hydro-thorax consécutif. On fit la médecine symptômatique; les diurétiques furent vainement mis en usage; les symptômes devinrent plus intenses, et vers la fin de septembre 1807, madame Gillót étant sur le point de suffoquer, on lui administra la digitale pourprée en poudre, sans espoir de guérison.

Le 1.er jour on en donna 3 grains.

Le lendemain respiration moins gênée ; ce jour-là 4 grains de digitale.

Le 3.e jour, urines copieuses, respiration assez libre, diminution de l'œdème des extrémités et de la bouffissure de la figure, 5 grains de digitale.

Le 4.e jour, même soulagement, mais céphalalgie ; en continuant la digitale, mais à moindre dose, le 8.e jour il n'existait plus aucune trace d'hydro-thorax.

Depuis 14 mois, l'hydropisie de poitrine s'étant renouvelée sept fois, la digitale a toujours été employée avec le même succès, et a constamment évacué les eaux en 6 ou 8 jours ; mais du 4.e au 5.e jour, il y a toujours eu céphalalgie, qui disparaissait en diminuant la dose de digitale. Pendant l'usage de cette plante, la malade a rendu en 24 heures et une fois seulement 11 pintes d'urines. Dès que les symptômes de l'hydrothorax sont bien prononcés, madame Gillot réclame avec instance sa bonne digitale ; elle vient d'être frappée d'une hémiplégie.

X V.ᵉ Observation

Sur un *Hydro-péricarde avec affection organique.*

M. Gi.... âgé de 42 ans, d'un tempérament sanguin, éprouva pendant plusieurs années des palpitations de cœur qui le gênaient considérablement, et qui lui rendaient souvent la respiration haletante ; ces deux affections étaient devenues plus intenses, il se confia aux soins d'un médecin qui considéra sa maladie comme le résultat d'une obstruction au foie ; le malade fut mis pendant long-temps, à l'usage des eaux de *Sedlitz* et des bains domestiques ; ce traitement tout-à-fait contraire à l'état de M. Gi..... ne fit qu'aggraver sa situation. Je ne fus appelé que vers les derniers temps de sa maladie et presqu'*incognito*, car trois personnes de l'art, assez famées d'ailleurs, suivaient régulièrement le malade et le soignaient toujours pour un engorgement hépatique. Je trouvai le malade assis sur son séant ; toutes les extrémités et la figure étaient considérablement œdématiées. Les lèvres étaient injectées et d'un brun livide ; la respiration était haute et entrecoupée ; le malade éprouvait une anxiété générale et ne pouvait rester dix minutes dans

la même position. Un poids énorme, disait-il,
près le cartilage xiphoïde, lui causait son étouffement. La tête était constamment penchée sur
la poitrine; le sommeil était un supplice pour
lui; la poitrine percutée résonnait bien, excepté
à la région précordiale, où il y avait empâtement. La main appliquée sur la poitrine, je sentis
les contractions du cœur tumultueuses et fortes,
occupant tout le côté gauche de la poitrine; j'é-
prouvai aussi sous mes doigts une espèce de
bruissement. Le pouls était concentré, petit et
intermittent. Les extrémités étaient froides, les
urines presque nulles et très-briquetées. A tous
ces caractères, je reconnus un hydro-péricarde
avec dilatation d'un des ventricules du cœur. J'é-
mis mon opinion par écrit, et je conseillai la
potion diurétique de la 14.ᵉ observation, et la
digitale pourprée en poudre. Immédiatement
après ma visite, le malade réunit ses trois médecins; il leur soumit ma consultation, et après un
examen attentif, on crut reconnaître alors les
affections que j'avais annoncées. M. Gi.... fit exécuter mon ordonnance pendant deux jours, et
il éprouva un calme qu'il ne pouvait espérer;
mais, par une fatalité inconcevable, ma consultation fut égarée. Le malade me réclama vainement, et douze jours après, il mourut. L'autopsie

cadavérique démontra l'accumulation de trois litres de liquide dans le péricarde, et une dilatation au ventricule gauche, mais dont les parois étaient encore fort épaisses.

Nul doute que, si l'affection consécutive eût été plutôt connue, et la digitale convenablement administrée, le malade n'eût existé encore long-temps avec son affection organique.

Hydropisie enkystée.

.. Ici auraient dû se terminer nos expériences, pour ne point nous écarter du plan que nous nous étions tracé; mais, pour apprécier entièrement les effets de la digitale pourprée dans les hydropisies, nous avons pensé qu'on ne nous saurait pas mauvais gré d'avoir fait quelques tentatives pour nous assurer si cette plante n'aurait pas une action quelconque dans les hydropisies enkystées , quoique nous fussions bien convaincus d'avance que ces sortes d'affections étaient au-dessus des ressources de l'art. Nous allons rapporter deux faits qui formeront pour ainsi dire le complément des diverses espèces d'hydropisies; il y en a un qui fera époque dans les fastes de la médecine, tant par le nombre prodigieux de ponctions que la malade a déjà subies, que par les phénomènes physiologiques qui se sont développés pendant le cours de la maladie.

XVI.e OBSERVATION

Sur une Hydropisie enkystée de l'abdomen.

La nommée Dalray, veuve Rouher, âgée de 44 ans, demeurant rue de la Perle, n.° 26, après avoir reçu plusieurs contusions sur l'abdomen, éprouva tous les symptômes de l'hydropisie abdominale. Tous les diurétiques lui furent vainement prodigués; le ventre se ballonna tellement, que la malade éprouva de vives douleurs lancinantes, ce qui la détermina à se laisser faire la ponction dans le courant de l'année 1797. Il s'écoula environ vingt pintes d'une eau limpide. Après la ponction, on reconnut à travers les tégumens une tumeur du volume d'une tête de fœtus. Cette tumeur occupe le côté droit, et elle s'étend depuis l'ombilic jusqu'à la fosse iliaque et la branche du pubis, où elle a son point d'appui. Quand la malade est debout, cette tumeur lui occasionne un tiraillement au nombril; mais il fallut bientôt réitérer la paracenthèse tous les huit jours. Malgré ce court espace de temps, la malade rend à chaque opération la même quantité de liquide que la première fois. Elle n'urine guères, dans l'espace de vingt-quatre heures, que la valeur de deux verres à liqueur et avec douleur, comme dans la dysurie. Avant chaque ponction, toutes les extrémités inférieures, les reins et même les seins sont infiltrés, comme s'il y avait anasarque; mais le lendemain de l'opération, toutes les parties infiltrées sont dans l'état naturel. Elle a subi jusqu'à ce jour six cents ponctions. Depuis onze ans que la malade porte son hydropisie, elle a rendu environ trente fois les eaux de l'abdomen par les voies naturelles, tantôt par le méat urinaire, tantôt par les vomissemens.

Dans le courant de l'été de 1807, je voulus administrer la digitale pourprée en poudre à cette malade. Elle en fit usage pendant trois semaines, et à si petites doses, que je ne pus la continuer à celle d'un demi-grain à-la-fois; dès qu'elle en prenait, elle éprouvait une hilarité et un affaissement qui approchaient beaucoup de l'ivresse. Pendant l'usage de la digitale, l'excrétion des urines n'a point augmenté, et leur couleur est restée la même; ce qui n'a nullement diminué la quantité du liquide qui s'accumule si promptement; aussi a-t-il fallu continuer l'emploi de la ponction.

Nous n'expliquerons point comment cette femme peut exister avec une pareille maladie, ni comment les eaux se sont naturellement évacuées, tantôt par le vomissement, tantôt par les voies naturelles; nous abandonnons ces explications aux physiologistes; quant à nous, nous nous contentons d'admirer les ressources de la nature et de considérer cette malade comme un phénomène en médecine.

XVII.ᵉ OBSERVATION

Sur une Hydropisie enkystée de l'abdomen.

Madame Lucas, âgée de 59 ans, d'un tempérament sanguin, a toujours joui d'une santé assez chancelante. En 1802, elle se plaignit de l'augmentation graduée de son ventre: on en attribua l'accroissement à son embonpoint. La malade fit usage de beaucoup de médicamens, les uns donnés par des médecins instruits, les autres par des empiriques; l'abdomen, loin de diminuer de volume, augmenta, mais lentement. Le 8 novembre, présente année, je vis la malade dans la situation suivante : ventre distendu et ballonné d'une manière assez uniforme. A tel endroit de l'abdomen qu'on exécute la percussion, on sent le flot du liquide. Les tégumens de l'abdomen ne sont point empâtés; les urines coulent à-peu-près dans les mêmes proportions que dans l'état naturel; elles sont tantôt citrines et limpides, et tantôt rouges et sédimenteuses; elle ne peut se coucher horizontalement sans éprouver de la dypsnée; toute l'habitude du corps est maigre; le pouls est petit, mais régulier; il n'y a aucune trace d'œdème.

Le 9 novembre, 3 grains de digitale en trois doses.

Le 10, 4 grains, le 11, 6 grains; aucun changement ni dans l'excrétion des urines, ni dans l'état du pouls.

Les 12, 13, 14 et 15, augmentation de la digitale jusqu'à la dose de 4 grains et demi à-la-fois; la malade en prend quatre prises par jour; aucun changement.

Le 16, 5 grains pour la première dose; une heure après, céphalalgie, vertiges, nausées fréquentes, malaise général, abattement, pouls petit et très-lent.

Je suspendis l'usage de la digitale, que je remplaçai par les toniques, et la malade fut dans le même état qu'avant l'usage de la digitale. Les urines n'ont ni augmenté en quantité, ni changé de couleur.

Corollaires.

Si aux nombreuses observations que nous avons relatées dans cette dissertation, et si aux cures surprenantes que les feuilles de digitale pourprée ont opérées sous nos yeux, nous joignons cinq exemples d'hydro-thorax traités avec la même plante et radicalement guéris par M. le docteur *Trousset*, il sera difficile d'élever des doutes sur les puissans effets de la digitale dans les hydropisies idiopathiques ou primitives; et nous osons assurer que, toutes les fois que cette substance végétale sera convenablement administrée dans les quatre espèces d'hydropisie qui sont rangées dans notre première classe, on en obtiendra toujours la cure radicale.

On ne nous taxera pas sans doute de nous être enthousiasmés sur les prétendues propriétés de la digitale ; car nous n'avons émis notre opinion qu'après les résultats constans d'une série d'expériences faites sans prévention ; aussi nous nous sommes bien gardés d'attribuer à cette plante toutes les vertus spécifiques que les médecins anglais se sont empressés de lui donner ; car, loin d'avoir suivi leur exemple, nous nous sommes bornés à en étudier les effets dans un seul genre d'affection ; et sans le secours de plusieurs praticiens , nous n'eussions pu réaliser notre projet; et malgré que nous nous soyons circonscrits dans le genre des hydropisies , il sera facile de se convaincre qu'on ne peut pas en combattre victorieusement toutes les espèces , puisque, dans les hydropisies compliquées d'af-fections organiques , la digitale n'a jamais pro-duit que des soulagemens plus ou moins prolon-gés ; et, sous ce rapport, nous pensons qu'il im-porte beaucoup que le médecin examine atten-tivement quelle est l'espèce d'hydropisie qu'il doit traiter avant de déterminer s'il est conve-nable d'administrèr la digitale, parce que, quand l'homme de l'art connaîtra parfaitement bien le genre de maladie qu'il aura à combattre , il pourra assigner d'avance quels seront les effets plus ou moins salutaires que devra produire la digitale ; car, jusqu'à présent, aucun des auteurs qui ont écrit sur cette plante n'a encore déter-miné d'une manière précise les cas où elle con-vient, c'est-à-dire les espèces d'hydropisie qu'elle peut guérir et celles où elle ne peut produire que du soulagement. Nous croyons avoir rempli cette lacune par la manière méthodique avec laquelle nous avons classé nos observations. Nous espérons que, d'après ce que nous avons dit, les gens de l'art distingueront facilement les hydropisies susceptibles de guérison par l'usage de la digitale de celles qui ne le seront pas, et nous osons croire que c'est à ce défaut de distinction qu'on doit attribuer le discrédit dont jouit cette plante dans l'esprit de plusieurs médecins.

De ce que les Anglais ont avancé que la digitale pourprée guérissait les hydropisies, on a cru que ce médicament devait être indistinctement employé dans tous les cas d'hydropisie et produire constamment des succès complets. Cette manière de voir n'appartient qu'aux empiriques, qui le plus souvent rejettent et discréditent des médicamens très-héroïques, parce qu'ils n'ont pas la sagacité nécessaire pour discerner les affections qui exigent leur emploi; tandis que le médecin instruit ne base son traitement que sur les complications plus ou moins graves qui accompagnent une maladie. Pour bien apprécier les effets de la digitale pourprée, nous engageons les praticiens à suivre notre exemple, c'est-à-dire, à n'établir leur jugement que d'après le résultat de leur propre expérience, et si le succès couronne leur attente, nous serons amplement récompensés de notre travail.

Le bien-être passager que la digitale pourprée procure aux malades affectés d'hydropisie

consécutive doit faire douter des cures radicales
de la phthisie pulmonaire opérées par cette
plante, comme les Anglais le prétendent ; mais
on peut facilement se convaincre qu'elle évacue
constamment les collections aqueuses qui accompagnent la plupart des affections organiques; et
dans ce cas, le médecin prolonge non-seulement
l'existence de son malade, comme le prouvent les
douzième , treizième et quatorzième observations, mais il allége de beaucoup ses souffran-
ces, seuls secours que la médecine puisse ap-
porter dans toutes les maladies organiques ; ces
assertions sont d'autant plus vraies, que les malades qui font le sujet des trois observations pré-
citées ont éprouvé un calme parfait chaque fois
qu'ils ont fait usage de la digitale ; et il est à
présumer qu'ils eussent bien plutôt terminé leur
carrière sans le secours de cette plante.

Un phénomène qui ne doit point échapper
aux médecins, c'est le soulagement notable et
constant que procure la digitale dans les trois
premiers jours de son usage, quand on l'administre à des malades attaqués d'hydropisie : d'où
nous sommes en droit de conclure que, dans
tout hydro-thorax, ou hydro-péricarde douteux,
en employant la digitale pourprée, on pourra
acquérir la certitude réelle de l'existence ou de

la non-existence de ces deux affections. Dans le premier cas, le malade éprouvera une rémission sensible dans tous les symptômes, du troisième au quatrième jour de l'usage de cette plante. Dans le second, la maladie ira toujours croissant sans aucune amélioration, et on pourra dès-lors assurer qu'il n'y a point hydropisie, mais bien affection organique. L'usage de la digitale peut donc augmenter les signes pathognomoniques si bien décrits par M. le docteur *Corvisart*, pour reconnaître l'une et l'autre de ces deux affections; et ce moyen est d'autant plus précieux, que beaucoup de praticiens considèrent le diagnostic de ces deux maladies comme très-difficile, pour ne pas dire impossible.

Nous devons prévenir qu'il est important de s'assurer de l'espèce de digitale que l'on administre; car, si le pharmacien donne de la digitale jaune au lieu de la pourprée, le médecin se trouvera déçu de ses espérances; car alors, n'importe de quelle espèce d'hydropisie soit affecté le malade, il n'y aura pas plus de diminution dans les symptômes que s'il n'y avait qu'affection organique. Cet incident est arrivé à M. le docteur *Trousset.* Ce médecin ayant prescrit les pilules de digitale pourprée pour un hydro - thorax primitif, et leur usage n'ayant produit aucun effet salutaire, il fut chez le pharmacien pour examiner la digitale : celui-ci lui avoua qu'il n'en avait que de la jaune. M. *Trousset* se procura de la digitale pourprée, et son malade ne tarda pas à guérir.

La treizième observation, ainsi que les essais de plusieurs praticiens, prouvent combien la teinture de digitale, ainsi que sa décoction, sont infidèles; ce qui nous porterait à croire que les principes de cette plante pris séparément, n'agissent qu'imparfaitement ou pas du tout, tandis que, donnés collectivement, ils augmentent de suite l'excrétion des urines et évacuent les liquides épanchés.

Nous pourrions aussi mentionner les huit observations d'hydropisies traitées et guéries par l'usage de la digitale, administrée tantôt à l'intérieur, tantôt à l'extérieur, par M. le docteur *Chrestien*; mais comme ce praticien n'a jamais employé cette plante seule, qu'il l'a toujours combinée à des moyens plus ou moins actifs et propres à combattre les hydropisies, et qu'il lui attribue des effets diamétralement opposés aux résultats de sa propre pratique, de celle des auteurs et de la nôtre, nous nous croyons fondés à douter de l'exactitude de ses assertions. En effet, si la digitale administrée seule, soit à haute dose,

soit à une dose modérée, déterminait l'éréthisme,
comme ce médecin l'assure, l'absorption ne pourrait point s'opérer, et l'excrétion des urines,
ainsi que les évacuations alvines, devraient être
entièrement supprimées ; tandis que tous les malades traités par M. *Chrestien* ont éprouvé ou
une augmentation dans l'excrétion des urines, ou
des évacuations alvines assez considérables. Nos
doutes nous ont paru d'autant plus fondés, que
ce médecin assure avoir donné, par méprise,
20 grains de digitale à-la-fois, qui produisirent
un soulagement marqué par les évacuations abondantes qui eurent lieu et par le haut et par le
bas (1) : cette théorie offre un contraste bien
frappant avec le résultat de nos expériences.
Quoi qu'il en soit, nous nous proposons de tenter
quelques essais sur les effets que peut déterminer
cette plante administrée en frictions.

Nous ne saurions partager entièrement l'opinion des médecins anglais sur les effets perni-
cieux de cette plante ; ils ne sont point aussi
fréquens qu'ils le prétendent, et les treize premières observations sont en faveur de notre sen-

***

(1) Méthode iatroliptice, p. 212, par *A. J. Chrestien*,
an 18.

timent. Nous ne nions pas que cette plante ne produise quelques accidens, mais ils n'auront jamais aucune suite fâcheuse, si ce médicament est administré avec connaissance; parce que, d'une part, en suspendant son usage, et de l'autre, en administrant les toniques combinés aux acides végétaux, on fera de suite disparaître tous les malaises qu'elle peut provoquer. On ne doit point oublier non plus que les dérangemens que la digitale détermine sont souvent moins le produit d'une trop haute dose de ce médicament, que le résultat de l'idiosyncrasie particulière de l'individu à qui on administre cette plante; car les huitième et seizième observations prouvent qu'une très-faible dose peut occasionner des accidens plus ou moins alarmans; tandis que les troisième neuvième et dixième observations attestent d'une manière irréfragable qu'on peut impunément donner cette plante à une haute dose, sans avoir à craindre le moindre inconvénient. L'usage de cette plante exige néanmoins des connaissances médicales et physiologiques de la part de celui qui veut l'employer, et nous ne pouvons mieux comparer cette substance médicamenteuse, sous le rapport de ses effets, qu'à l'extrait gommeux d'opium; par une sage administration de cette préparation pharmaceuti-

que, on opère souvent des cures désespérées, et
on parvient à calmer les accidens les plus graves ;
mais, confié à des mains inexpérimentées, il
peut donner lieu à des symptômes d'autant plus
dangereux, que la mort peut en être la suite.
Nous allons rapporter un fait qui doit éveiller
l'attention de ceux qui ne sont point habitués à
manipuler la digitale pouprée.

XVIII.ᵉ OBSERVATION

Sur le danger de confier l'administration de la
Digitale à des mains inhabiles.

Un ancien Suisse du Louvre, âgé de 52 ans,
et d'une forte constitution, à la suite de violens
chagrins, fut frappé d'un engorgement au foie,
qui, après un laps de temps assez long, donna
naissance à l'hydropisie du tissu cellulaire, celle-
ci à l'ascite, et enfin à l'hydro-horax : ces trois
espèces d'hydropisies réunies résistèrent à tous
les diurétiques connus, et surtout aux fameuses
pilules de *Bontius*. Le malade ne pouvait rester
qu'assis sur son séant, et la respiration était si
courte, qu'il était sur le point de suffoquer ; les
urines étaient presque nulles. Un médecin de
mes amis, appelé en consultation, proposa l'u-
sage de la digitale, dans l'intention seulement

d'évacuer le liquide épanché et de procurer au malade un soulagement notable. Il expliqua à l'homme de l'art qui soignait ce malade la manière d'administrer la digitale : mais celui-ci, loin d'en surveiller lui-même l'usage, en confia l'administration à la garde malade, et, en homme insouciant, il s'en fut à la campagne pour deux jours. A son retour, quoique la dose de la digitale ne fût que de 3 grains, les urines coulaient déjà abondamment, mais la circulation était extrêmement ralentie, les intermittences du pouls étaient effrayantes par la longueur de leurs intervalles. Il y eut de fréquens vomissemens ; le délire s'empara du malade, les illusions d'optique furent extraordinaires. Malgré tous ces symptômes alarmans, cette personne de l'art continuait l'usage de la digitale, et le malade eût infailliblement péri sous peu de jours, si mon ami, appelé de nouveau, n'eût fait suspendre l'usage de la digitale, qu'il remplaça par les toniques, qui ne tardèrent pas à rétablir le calme ; mais il perdit le malade de vue, et apprit sa mort un mois après.

Nul doute que, si cette plante eût eté administrée par un médecin instruit, non-seulement elle n'eût produit aucun accident, mais qu'on fût parvenu à soulager beaucoup le malade et à lui prolonger la vie ; car il paraît que le foie n'était qu'obstrué, sans dégénérescence, et que le malade est mort, pour ainsi dire, asphyxié, vu que la quantité considérable de liquide épanché dans l'abdomen et dans le thorax refoulait tellement les poumons, que ceux-ci, macérés dans le liquide, n'avaient plus assez de tonicité pour exprimer l'air atmosphérique qu'ils recevaient.

Nous terminerons cette Dissertation par la question suivante : Quelle place doit occuper la digitale pourprée dans un cadre de matière médicale ?

Au premier coup-d'œil, on serait tenté de la ranger parmi les diurétiques, puisque dans les hydropisies, soit primitives, soit consécutives, elle a toujours augmenté l'excrétion des urines et évacué par-là les liquides épanchés ; mais, si l'on fait attention que la digitale ne produit ces effets diurétiques que chez les personnes attaquées d'hydropisie non-enkystée, et que, dans cette dernière espèce, ainsi que chez des sujets non-hydropiques, elle n'a point augmenté l'excrétion des urines, alors on verra que, rigoureusement parlant, on ne peut la classer parmi les diurétiques, car l'usage de toutes les substances qui composent cette classe, rend toujours les urines plus ou moins abondantes. Mais un phénomène plus constant, et qui ne manque presque jamais, est l'action directe que la digitale exerce sur le système circulatoire. Cela est si vrai, que, n'importe dans quel cas on donne la digitale, on remarque toujours un ralentissement quelconque dans les pulsations artérielles, et alors on pourrait la classer parmi les narcotiques. Si l'on considère ensuite le délire, les illusions d'optique et les vomissemens que la digitale provoque, ne pourrait-on pas croire que ces symptômes semblent attester que cette plante devient parfois excitante, puisqu'elle provoque en outre d'abondantes évacuations alvines ? Nous pensons qu'on ne peut mieux comparer la digitale, sous le rapport de ses effets singuliers, qu'à ceux que la thériaque produit; aussi partageons-nous l'opinion de *Cullen*, qui avoue de bonne foi qu'il ne sait quelle place lui assigner, quoiqu'il l'ait rangée parmi les diurétiques. Enfin, est-ce en donnant aux vaisseaux inhalans la tonicité nécessaire pour résorber les liquides épanchés que la digitale agit? ou bien est-ce en dirigeant vers les voies urinaires les liquides déviés? Vouloir tenter de résoudre ces deux questions physiologiques, serait s'exposer à se perdre dans le vague des hypothèses. Nous nous sommes contentés d'observer les phénomènes qui ont frappé nos sens, et nous croyons devoir négliger des explications qui seraient plus futiles que nécessaires.

D'après les faits nombreux que nous avons relatés, nous nous croyons autorisés à conclure :

1.º Que les feuilles de digitale pourprée en poudre ont la propriété de guérir toutes les hydropisies primitives.

2.º Qu'elles peuvent de même évacuer les liquides épanchés qui constituent les hydropisies consécutives, mais qu'elles ne procurent au malade qu'un soulagement plus ou moins long.

3.º Que, dans les hydropisies enkystées, elles n'ont ni la propriéte d'augmenter l'excrétion des urines ni d'évacuer les liquides accumulés.

4.º Enfin que leur administration exige une surveillance sévère de la part du médecin.